予防医学の入門編

「g(グラム)」で栄養素を整えたメニュー

医師 佐藤和子

はじめに

「貧しい人ほど病気になる」と昔から言われてきましたが、現代はどうでしょうか。

食べるものは豊富にあります。しかし、「いかに食べるか」ということを身につけていないために、病気に悩んでいる方が少なくありません。

私は臨床医として20年余りを過ごしましたが、多くの患者さんに出会って学んだことは「病気は起こるべくして起こっている。病気を招くだけの原因が必ずある」ということでした。つまり「心と栄養」のいずれか、もしくは両方に問題のある方だけが病気になっておられました。とりわけ「栄養」の問題は深刻で、「食事のとり方」を誤っていたために病気になってしまったという方が、圧倒的に多かったのです。

私たちの身体（からだ）は、食べたもので作られています。

健康は、「いつ、何を、どれだけ、どのように食べたか」によって左右されます。「生かすも殺すも食事次第」といっても過言ではありません。

身体の構成成分はとても速い速度で入れ替わっています。必要な栄養成分が食事に含まれていなければ、たとえ祈ったとしても不足は解消されません。

しかも、各栄養素には重要な生理的役割があり、食品に含まれる栄養素の質と量にも違いがあります（これを食品の個性＝特性といいます）。従って、食事からの栄養素に不足があれば、生理機能は低下し、ついには器質障害を招き「病気」となります。

一方、栄養素に不足がなければ、つまり**栄養素の整った食事**ならば、健康維持に有益となります。これが予防医学の目指すところ（＝「正しい食生活」）です。

この本は「正しい食生活」をはじめようと思う方への応援書です。

一食にこれ位食べればよいのです。食品をグラム（重量＝g）で表しています。

皆様のご家庭によくある食材を用いて、忙しい方にも簡単に作れる献立を載せていますので、入門書としてご活用ください。

健康な人が、いつも健康で活躍できるように、「ふだんの食事」を紹介しています。

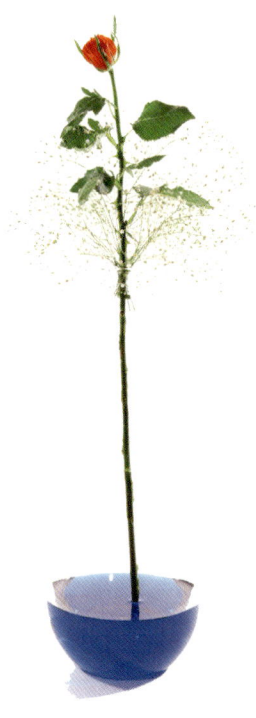

NPO法人 ヘルスプロモーションセンター理事長 / 医師　佐藤 和子

ご使用になる前に

○ **デジタルはかり**をご用意ください。

○ 献立表内のグラムは、調理前の食品の可食部の重さです。「ごはん」は炊き上がり重量で表記しています。

○ 栄養成分値表内のグラムは、実際の食事の栄養成分値に近づけるため、調理後の**重量変化率**(※)を考慮し、調理後の数値を活用しています。（そのため、調理前後の重さは一致しない箇所もございます。ご注意ください）

例えば、あじ（焼き）の重量変化率は72%なので、あじ70g（生、可食部）を焼いて食べる場合、献立表中は準備時の重量がわかりやすいように（生）70g、栄養成分値表中は実際の食事の栄養成分値に近づけるため、あじ50g（焼き）で計算されています。
　　（70g × 72% ＝ 50.4g、小数点以下は切り捨てて50g）

ただし、重量変化率が95%以上105%以下のものは、100%に統一しました。

○ 栄養成分値表について

可食部だけの成分値です。調味料は、油や味噌以外は省略しています。1gに満たない食品も省略している場合があります。

○「一食の目安値」にある各栄養素の数値は、"活発に活動なさる人（成人）ならば、一食あたりこの位は栄養成分をおとりくださるとよいのではないでしょうか"と考えて提案させていただきました。

成人といっても、性別・年齢・身長・体重・生活活動強度も様々ですので、一概には言えませんが、しばらくの間はこの量をまねて召し上がり、体調の変化を観察し、ご自分にあった数値を見い出してください。

※重量変化率

重量変化率とは、生の状態を100%として、調理で熱を加えたり、乾物は水で戻すことによって、食材の重さが変化することです。

(%)

【魚介類】あじ（水煮）……………87
　　　　　　（焼き）……………72
　　　　　開き干し（焼き）……………80
　　　　　まいわし（水煮）……………81
　　　　　　　　　（焼き）……………75
　　　　　めざし（焼き）……………75
　　　　　かます（焼き）……………78
　　　　　まがれい（水煮）……………91
　　　　　　　　　（焼き）……………81
　　　　　さけ　銀鮭／紅鮭（焼き）……………78
　　　　　　　　しろさけ（水煮）……………83
　　　　　　　　　　　　（焼き）……………74
　　　　　　　　新巻き（焼き）……………79
　　　　　にじます（焼き）……………74
　　　　　さば（水煮）……………84
　　　　　　　（焼き）……………77
　　　　　さわら（焼き）……………79
　　　　　さんま（焼き）……………79

(%)

樺太ししゃも（生干し・焼き）……………81
たい（水煮）……………85
　　（焼き）……………83
たらこ（焼き）……………86
たら（焼き）……………65
どじょう（水煮）……………90
ぶり（焼き）……………82
むつ（水煮）……………77

かき（水煮）……………64
はまぐり（水煮）……………64
　　　　（焼き）……………65
ほたてがい（水煮）……………82
くるまえび（ゆで）……………95
　　　　　（焼き）……………73
かに（ずわい／たらば）（ゆで）……………74
するめいか（水煮）……………79
　　　　　（焼き）……………70

【豆】

(ゆで)
- あずき（乾）……230
- いんげんまめ（乾）……230
- だいず（乾）……230
- そらまめ……100
- えだまめ……96
- グリンピース……88

【肉】

牛 リブロース
- 脂身つき（焼き）……70
- （ゆで）……78

もも
- 皮下脂肪なし（焼き）……71
- （ゆで）……66

豚 ロース
- 脂身つき（焼き）……72
- （ゆで）……77

もも
- 皮下脂肪なし（焼き）……71
- （ゆで）……71

鶏 もも
- 皮付き（焼き）……63
- （ゆで）……71
- 皮なし（焼き）……72
- （ゆで）……70
- ささ身（焼き）……82
- （ゆで）……80

【卵】
- 鶏卵（ゆで）……100
- （厚焼き）……80

【野菜】

(ゆで)
- アスパラガス……96
- さやいんげん……94
- さやえんどう……98
- オクラ……97
- かぶ（葉）……93
- （根）……89
- 西洋かぼちゃ……98
- カリフラワー……99
- キャベツ……89
- 京菜……83
- ごぼう……91
- 小松菜……88
- 春菊……79
- ずいき（干し）……760
- せり……92
- ぜんまい（生）……100
- （干し）……630
- 大根（葉）……79
- （根）……86
- たけのこ……90
- たまねぎ……89
- チンゲン菜……71
- つるむらさき……73
- なす……100
- 菜花……98
- にら……63
- 人参（皮むき）……87
- 白菜……72
- ピーマン（油炒め）……96
- ふき……98
- ふだんそう……77
- ブロッコリー……110
- ほうれんそう……70
- 根みつば……82
- 糸みつば……72
- もやし（大豆）……85
- モロヘイヤ……150
- れんこん……91
- わけぎ……91

【茸】

(ゆで)
- えのきたけ……86
- きくらげ（乾）……1000
- あらげきくらげ（乾）……490
- 椎茸（生）……89
- （干し）……570
- ぶなしめじ……88
- なめこ……100
- まいたけ……84

【海藻】
- 乾燥わかめ（水戻し）……590

【米】
- 精白米（炊飯）……220

【芋】
- さつま芋（蒸し）……98
- 里芋（水煮）……95
- じゃがいも（蒸し）……97
- （水煮）……98
- 長芋（水煮）……81

献立に使用している食品以外にもよく使われそうなものの変化率を掲載しています。

目　次

はじめに……………………………………………………………3
ご使用になる前に…………………………………………………4
※重量変化率………………………………………………………4

献立一覧……………………………………………………………7

油の正しい選び方…………………………………………………98
脂肪酸の分析値表…………………………………………………100

健康を支える栄養学（概論）……………………………………102

佐藤和子プロフィール

献立一覧

春夏秋冬

- ● ○○ 1) あじ　豆腐　小松菜
- ● 2) あじ　くきたち　ひじき
- ● 3) かつお　アスパラ　たけのこ
- ● 4) 生利節　たけのこ　くきたち
- ● 5) さけ　しじみ　わかめ
- ● ○ 6) さけ　チンゲン菜　大豆
- ● ○○ 7) さわら　くきたち　かぶ
- ● 8) さわら　豚肉　グリンピース
- ● 9) 身欠にしん　オータムポエム
- ● 10) 大豆　切干大根
- ● 11) 生揚げ　キムチ　アスパラ
- ●○○○ 12) 卵　豆腐　かつおフレーク
- ● ● 13) 鶏肉　かぼちゃ　がんもどき
- ● ●● 14) メルルーサ　かぼちゃ
- ● ● 15) さんま　刻み昆布　大豆
- ○●○○ 16) いわし　豆腐　ピーマン
- ● 17) いわし　大豆　つるむらさき
- ● 18) めざし　チンゲン菜　じゃが芋
- ● 19) どじょう　柳川風　トマト　生そば
- ● 20) どじょう　豆腐　かぼちゃ
- ○●○ 21) 豚肉　チンゲン菜　かぼちゃ　サラダうどん
- ● 22) いか　あさり　白菜
- ● 23) いわし　大豆　きのこ

春夏秋冬

- ● 24) いわし　豚肉　チンゲン菜
- ● 25) いわし　豚肉　キムチ　ビビンパ
- ○○● 26) いわし　じゃが芋　かぶ
- ● 27) さば　桜えび　ほうれん草
- ● 28) さば　豆腐　チンゲン菜
- ● 29) さば　あさり　小松菜
- ● 30) さんま　卵　なす
- ● 31) ほっけ　おから　オータムポエム
- ● 32) まぐろ　切り昆布
- ● 33) 卵　納豆　切干大根
- ● 34) 豚レバー　チンゲン菜
- ●● 35) さけ　納豆　小松菜
- ●● 36) さけ　生揚げ　小松菜
- ●● 37) さけ　生揚げ　桜えび
- ●● 38) さば　豚肉　かぶ
- ●● 39) さんま　長芋　干ずいき（芋の茎）
- ●● 40) 生揚げ　大根
- ● 41) さけ　卵　大根葉
- ● 42) さけ　キムチ　ごぼう
- ● 43) わかさぎ　卵　にら
- ● 44) わかさぎ　春菊
- ● 45) 生揚げ　ほうれん草

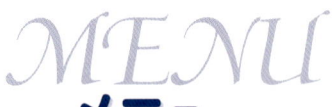

MENU メニュー ①

※調理前の重量です

	赤 群 魚・豆・肉・卵・乳		青 群 野菜・果物・海藻・茸		黄 群 穀類・芋・アルコール・油	
あじの開き	あじ開き干	60g	大根おろし	50g		
湯豆腐	木綿豆腐	60g	しょうが 長ねぎ	5g 5g	ポン酢醤油(好みで)	
小松菜の卵とじ	卵	40g	小松菜 しめじ	80g 30g	醤油、酒、出汁 適宜 しそ油	2g
ひじきの炒め煮	大豆(茹) 油揚げ	10g 10g	ひじき(乾) 人参 ごぼう	5g 20g 15g	出汁、醤油、酒 みりん	1g 2g
果物			伊予柑	100g		
ごはん					ごはん	150g

あじ開き干(生) 頭や骨は重量には含まれません。頭や骨もいただきましょう。

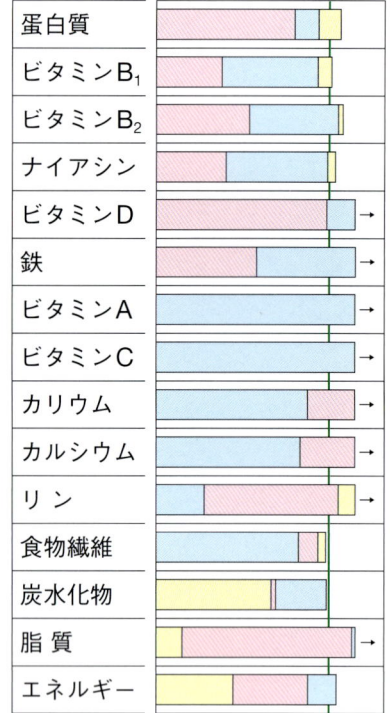

【作り方】

湯豆腐
1. 長ねぎは斜めうす切りにする。しょうがはおろす。
2. 沸騰した湯に豆腐を入れ火を通す。長ねぎもサッと火を通す。
3. ポン酢醤油などにおろししょうがを入れいただく。

小松菜の卵とじ
1. 小松菜は色よく茹で4～5センチ長さに切る。
2. 小松菜としめじを入れ火を通し、醤油、しそ油、酒などで味付けをし、溶き卵を入れ少し蒸す。

ひじきの炒め煮
1. ひじきは戻しておく。人参、ごぼうはせん切りにする。
2. 鍋に出汁、ごぼう、人参を入れ火が通ったら、細く切った油揚げ、ひじき、大豆を入れ、醤油、酒、みりんで調味する。

小松菜は、ほうれん草・ふだん草でも代用できます。
両者は、小松菜ほどカルシウムを含んでいませんので、煮干し2gを追加しましょう。

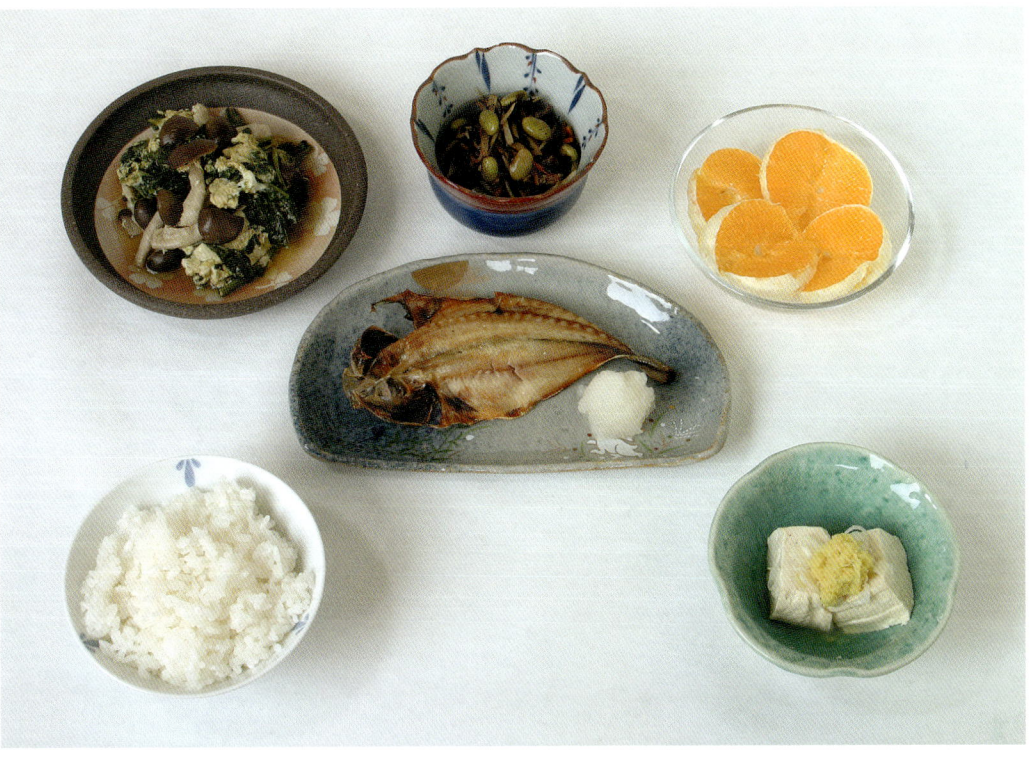

春 / 秋 / 冬

1食の目安値	使用量(g)	蛋白質(g)	ビタミンB₁(mg)	ビタミンB₂(mg)	ナイアシン(mg)	ビタミンD(μg)	鉄(mg)	ビタミンA(μg)	ビタミンC(mg)	カリウム(mg)	カルシウム(mg)	リン(mg)	食物繊維(g)	炭水化物(g)	脂質(g)	エネルギー(kcal)
	−	30.0	0.40	0.50	6.0	2.0	4.0	210	40	1300	300	400	10.0	84	16	600

群	食品	使用量	蛋白質	B₁	B₂	ナイアシン	D	鉄	A	C	K	Ca	P	繊維	炭水	脂質	kcal
赤群	あじ・開き干し・焼	48	11.8	0.06	0.07	2.3	1.2	0.4	0	0	168	27	130	0	0	6	106
	木綿豆腐	60	4.0	0.04	0.02	0.1	0	0.5	0	0	84	72	66	0.2	1	3	43
	大豆・茹	10	1.6	0.02	0.01	0.1	0	0.2	0	0	57	7	19	0.7	1	1	18
	油揚げ・油抜き**	10	1.9	0.01	0	0	0	0.4	0	0	6	30	23	0.1	0	2	29
	鶏卵	40	4.9	0.02	0.17	0	0.7	0.7	60	0	52	20	72	0	0	4	60
青群	小松菜	80	1.2	0.07	0.10	0.8	0	2.2	208	31	400	136	36	1.5	2	0	11
	人参・茹	20	0.1	0.01	0.01	0.1	0	0	144	0	48	6	5	0.6	2	0	8
	大根	50	0.2	0.01	0.01	0.1	0	0.1	0	6	115	12	9	0.7	2	0	9
	ごぼう・茹	15	0.2	0	0	0	0	0.1	0	0	32	7	7	0.9	2	0	9
	しょうが	5	0	0	0	0	0	0	0	0	14	1	1	0.1	0	0	2
	長ねぎ	5	0	0	0	0	0	0	0	1	9	2	1	0.1	0	0	1
	いよかん	100	0.9	0.06	0.03	0.3	0	0.2	13	35	190	17	18	1.1	12	0	46
	ひじき・戻*7倍	35	0.5	0.02	0.05	0.1	0	2.7	13	0	220	70	5	2.1	3	0	7
	ぶなしめじ	30	0.8	0.05	0.05	2.0	0.7	0.1	0	2	114	0	30	1.1	2	0	5
黄群	精白米・めし	150	3.8	0.03	0.02	0.3	0	0.2	0	0	44	5	51	0.5	56	0	252
	しそ油	2	0	0	0	0	0	0	0	0	0	0	0	0	0	2	18
	赤群 合計	168	24.1	0.15	0.27	2.4	2.0	2.3	60	0	367	157	310	1.1	2	16	256
	青群 合計	340	4.1	0.22	0.25	3.5	0.7	5.6	378	75	1141	250	112	8.2	25	1	98
	黄群 合計	152	3.8	0.03	0.02	0.3	0	0.2	0	0	44	5	51	0.5	56	2	270
	総 合 計	660	31.9	0.40	0.54	6.2	2.6	8.0	438	75	1551	411	472	9.7	83	19	624

MENU メニュー

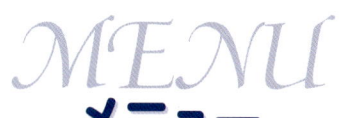

② ※調理前の重量です

	赤 群 魚・豆・肉・卵・乳	青 群 野菜・果物・海藻・茸	黄 群 穀類・芋・アルコール・油		
あじの開き	あじ開き干 50g	大根おろし 60g			
青菜の辛子和え		くきたち 60g しめじ 30g	練り辛子 少々 醤油 適宜		
にら卵汁	卵 25g 木綿豆腐 50g 煮干し 3g	にら 30g 長ねぎ 10g	醤油 3g 塩 0.2g 出汁 150g		
ひじきの 変わり炒め	豚もも肉 10g 油揚げ 10g 素干桜えび 2g	ひじき(乾) 5g 人参 20g ごぼう 10g	しそ油 3g 醤油 3g 塩 2g みりん 適宜 出汁 適宜		
果物		グレープフルーツ 100g			
ごはん			ごはん 150g		

栄養素バー:
- 蛋白質
- ビタミンB₁
- ビタミンB₂
- ナイアシン
- ビタミンD →
- 鉄 →
- ビタミンA
- ビタミンC
- カリウム
- カルシウム →
- リン →
- 食物繊維
- 炭水化物
- 脂質
- エネルギー

あじ開き干(生) 頭や骨は重量には含まれません。頭や骨もいただきましょう。

【作り方】

青菜の辛子和え
1. くきたちは色よく茹で、4〜5センチ長さに切りそろえる。
2. しめじは酒蒸しし、冷ましておく。（酒は分量外）
3. 醤油と練りがらしを混ぜ合わせ、材料と和える。

にら卵汁
1. にらは3〜4センチ長さに切る。長ねぎはうすい小口切りにする。豆腐はさいの目に切る。
2. 鍋に煮干しを入れ、1を加え醤油、塩で味をつけ、溶き卵を静かに加える。

ひじきの変わり炒め
1. ひじきは戻しておく。人参、ごぼうはせん切りにする。
2. 鍋に豚肉、人参、ごぼう、出汁を加えひと煮する。次にひじきを加え、火が通ったら、細く切った油揚げ、桜えびを入れ、醤油と酒で調味し、最後にしそ油をまわし入れる。

> 油揚げは油が加わるため、ω6の多い食品となりますので、使用の際は油抜きをしたうえで、少量を使うようにしましょう。

春

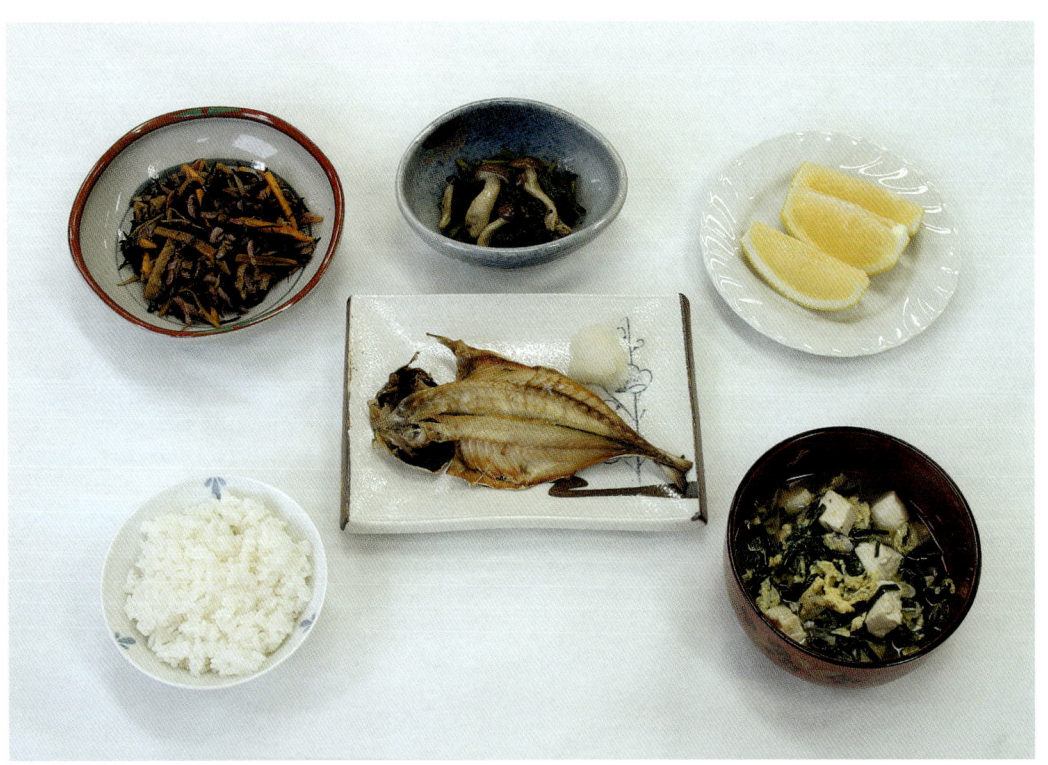

		使用量(g)	蛋白質(g)	ビタミンB₁(mg)	ビタミンB₂(mg)	ナイアシン(mg)	ビタミンD(μg)	鉄(mg)	ビタミンA(μg)	ビタミンC(mg)	カリウム(mg)	カルシウム(mg)	リン(mg)	食物繊維(g)	炭水化物(g)	脂質(g)	エネルギー(kcal)
	1食の目安値	-	30.0	0.40	0.50	6.0	2.0	4.0	210	40	1300	300	400	10.0	84	16	600
赤群	あじ・開き干し・焼	40	9.8	05	06	1.9	1	0.4	0	0	140	23	108	0	0	5	88
	煮干し(いりこ)	3	1.9	0	0	0.5	0.5	0.5	0	0	36	66	45	0	0	0	10
	桜えび・素干し	2	1.3	0	0	0.1	0	0.1	0	0	24	40	24	0	0	0	6
	木綿豆腐	50	3.3	04	02	0.1	0	0.5	0	0	70	60	55	0.2	1	2	36
	油揚げ・油抜き**	10	1.9	01	0	0	0	0.4	0	0	6	30	23	0.1	0	2	29
	豚もも・赤肉	10	2.2	0.10	02	0.7	0	0.1	0	0	37	0	22	0	0	0	13
	鶏卵	25	3.1	02	0.11	0	0.5	0.5	38	0	33	13	45	0	0	3	38
青群	なばな・和種・茹	60	2.8	04	08	0.3	0	1	120	26	102	84	52	2.6	3	0	17
	にら	30	0.5	02	04	0.2	0	0.2	87	6	153	14	9	0.8	1	0	6
	人参・茹	17	0.1	01	01	0.1	0	0	122	0	41	5	4	0.5	2	0	7
	大根	60	0.2	01	01	0.1	0	0.1	0	7	138	14	10	0.8	2	0	11
	長ねぎ	10	0.1	0	0	0	0	0	0	1	18	3	3	0.2	1	0	3
	ごぼう・茹	9	0.1	0	0	0	0	0.1	0	0	19	4	4	0.5	1	0	5
	グレープフルーツ	100	0.9	07	03	0.3	0	0	0	36	140	15	17	0.6	10	0	38
	ひじき・戻*7倍	35	0.5	02	05	0.1	0	2.7	13	0	220	70	5	2.1	3	0	7
	ぶなしめじ	30	0.8	05	05	2	0.7	0.1	0	2	114	0	30	1.1	2	0	5
黄群	精白米・めし	150	3.8	03	02	0.3	0	0.2	0	0	44	5	51	0.5	56	0	252
	しそ油	3	0	0	0	0	0	0	0	0	0	0	0	0	0	3	28
	赤群 合計	140	23.5	0.21	0.21	3.2	2.0	2.4	38	0	345	232	322	0.3	1	12	220
	青群 合計	351	6.1	0.22	0.27	3.2	0.7	4.3	343	78	945	210	134	9.3	24	1	99
	黄群 合計	153	3.8	0.03	0.02	0.3	0	0.2	0	0	44	5	51	0.5	56	3	280
	総 合計	644	33.4	0.46	0.50	6.7	2.7	6.8	381	78	1333	446	507	10.1	81	16	598

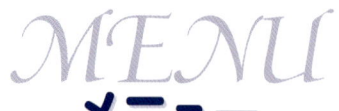

※調理前の重量です

③

	赤 群 魚・豆・肉・卵・乳	青 群 野菜・果物・海藻・茸	黄 群 穀類・芋・アルコール・油
かつおのたたき	かつお　　40g	大根おろし　30g たまねぎ　10g 青しそ　　2g	ポン酢醤油　適宜
炒り煮干し	煮干し　　3g		
アスパラサラダ	ゆで卵　　25g プロセスチーズ10g	アスパラガス　50g トマト　　50g	しそ油　　　3g 塩・コショウ　適宜
ひじき煮	サルエビ　1g （粉末）	人参　　　10g ひじき（乾）3g	出汁、めんつゆなど 　　　　　適宜
たけのこの煮物	生揚げ　　30g 豚もも肉　15g	たけのこ（茹）40g 人参　　　15g ごぼう　　10g こんにゃく　40g 干し椎茸（乾）4g	出汁　　　少量 醤油　　　4g 酒　　　　1g みりん　　2g
ごはん			ごはん　　160g
果物		キウイフルーツ　70g	

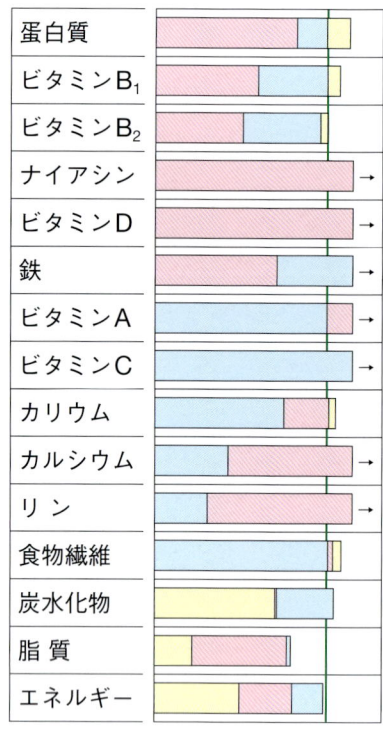

【作り方】

かつおのたたき
1. たまねぎはうすくスライスし、水にさらす。青しそはせん切りにする。
2. かつおにたまねぎ、しそ、大根おろしをのせポン酢醤油を上からかけ、包丁の平で軽くたたき味をしみ込ませる。

アスパラサラダ
1. アスパラは色よく茹で4～5センチに切る。
2. トマトはくし型に切る。
3. ゆで卵は輪切りにする。
4. 皿に彩りよく盛り、しそ油、塩、コショウをかけて食する。

たけのこの煮物
1. 人参、たけのこ、ごぼうは乱切りにする。ごぼうは水につけアクを抜く。
2. 干し椎茸は水で戻し、石づきを取り4等分に切る。
3. 豚肉、生揚げ、こんにゃくは一口大に切る。
4. 鍋に1、2と出汁を入れて煮ていき、次に3を加え調味料で味を調える。

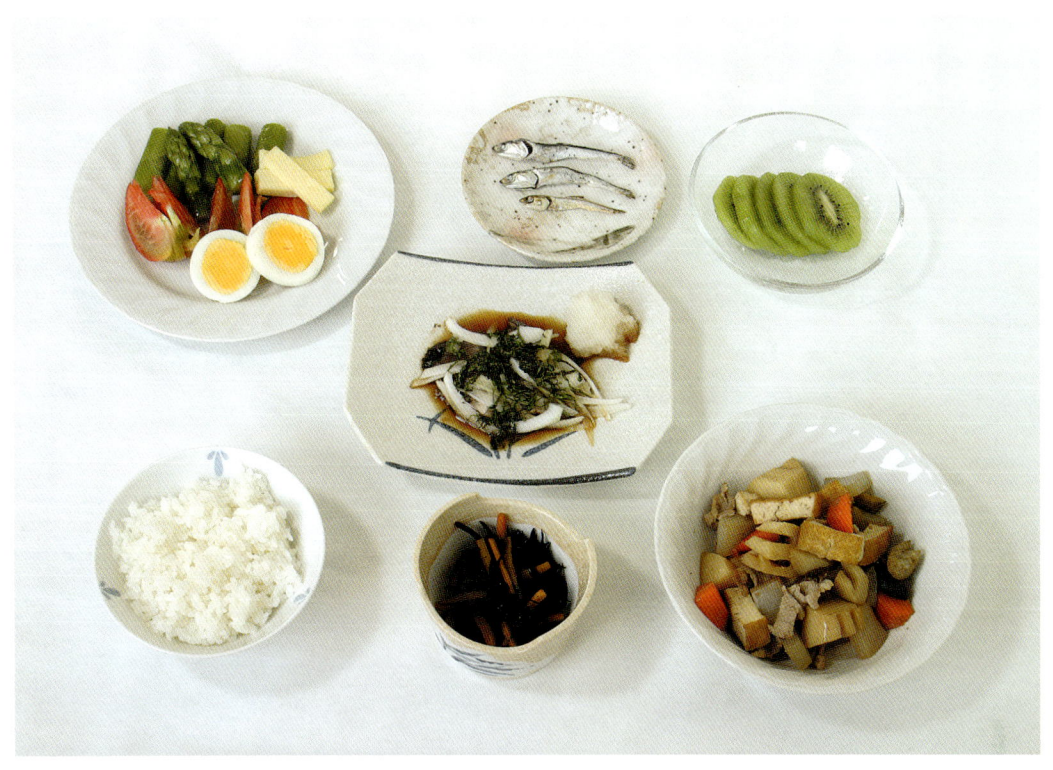

春

	1食の目安値	使用量(g)	蛋白質(g)	ビタミンB₁(mg)	ビタミンB₂(mg)	ナイアシン(mg)	ビタミンD(μg)	鉄(mg)	ビタミンA(μg)	ビタミンC(mg)	カリウム(mg)	カルシウム(mg)	リン(mg)	食物繊維(g)	炭水化物(g)	脂質(g)	エネルギー(kcal)
		−	30.0	0.40	0.50	6.0	2.0	4.0	210	40	1300	300	400	10.0	84	16	600
赤群	かつお・春獲り	40	10.3	0.05	0.07	7.6	1.6	0.8	2	0	172	4	112	0	0	0	46
	煮干し(いりこ)	3	1.9	0	0	0.5	0.5	0.5	0	0	36	66	45	0	0	0	10
	殻付干えび(サルエビ)	1	0.5	0	0	0	0	0.2	0	0	7	71	10	0	0	0	2
	生揚げ(厚揚げ)・油抜き**	30	3.2	0.02	0.01	0	0	0.8	0	0	36	72	45	0.2	0	3	39
	豚もも・赤肉	15	3.3	0.14	0.03	1.0	0	0.1	0	0	56	1	33	0	0	1	19
	鶏卵・茹	25	3.2	0.02	0.10	0	0.5	0.5	35	0	30	13	45	0	0	3	39
	プロセスチーズ	10	2.3	0	0.04	0	0	0	26	0	6	63	73	0	0	3	34
青群	人参・茹	20	0.1	0.01	0.01	0.1	0	0	144	0	48	6	5	0.6	2	0	8
	しそ・葉	2	0.1	0	0.01	0	0	0	18	1	10	5	1	0.1	0	0	1
	アスパラガス・茹	50	1.3	0.07	0.07	0.6	0	0.3	15	8	130	10	31	1.1	2	0	12
	トマト	50	0.4	0.03	0.01	0.4	0	0.1	23	8	105	4	13	0.5	2	0	10
	たけのこ・茹	40	1.4	0.02	0.04	0.2	0	0.2	0	3	188	7	24	1.3	2	0	12
	大根	30	0.1	0.01	0	0.1	0	0.1	0	3	69	7	5	0.4	1	0	5
	ごぼう・茹	10	0.2	0	0	0	0	0.1	0	0	21	5	5	0.6	1	0	6
	たまねぎ	10	0.1	0	0	0	0	0	0	1	15	2	3	0.2	1	0	4
	キウイフルーツ	70	0.7	0.01	0.01	0.2	0	0.2	4	48	203	23	22	1.8	9	0	37
	こんにゃく	40	0	0	0	0	0	0.2	0	0	13	17	2	0.9	1	0	2
	ひじき・戻*7倍	21	0.3	0.01	0.03	0.1	0	1.6	8	0	132	42	3	1.3	2	0	4
	干し椎茸・茹	20	0.6	0.01	0.05	0.4	0.4	0.1	0	0	44	1	9	1.5	3	0	8
黄群	精白米・めし	160	4.0	0.03	0.02	0.3	0	0.2	0	0	46	5	54	0.5	59	0	269
	しそ油	3	0	0	0	0	0	0	0	0	0	0	0	0	0	3	28
	赤群 合計	124	24.8	0.24	0.25	9.2	2.6	2.8	64	0	343	290	363	0.2	1	9	188
	青群 合計	363	5.3	0.16	0.23	2.0	0.4	2.9	212	72	978	127	123	10.2	28	0	108
	黄群 合計	163	4.0	0.03	0.02	0.3	0	0.2	0	0	46	5	54	0.5	59	3	296
	総 合 計	650	34.1	0.43	0.50	11.6	3.0	5.9	275	72	1367	422	540	10.9	88	13	593

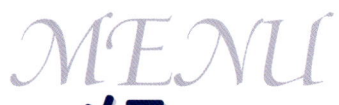

MENU メニュー ④

※調理前の重量です

	赤 群 魚・豆・肉・卵・乳	青 群 野菜・果物・海藻・茸	黄 群 穀類・芋・アルコール・油
たけのこと 生利節の煮物	鰹生利節　30g 生揚げ　10g	たけのこ(茹)　30g 人参　25g 切干大根(乾)　6g こんにゃく　20g 干し椎茸(乾)　2g	里芋　30g 醤油、みりん　適宜 しそ油　3g
青菜の白和え	木綿豆腐　50g 素干桜えび　3g きな粉　5g	くきたち　50g	薄口醤油、砂糖　適宜
牛乳	牛乳　160g		
ごはん			ごはん　140g
果物		キウイフルーツ　70g	

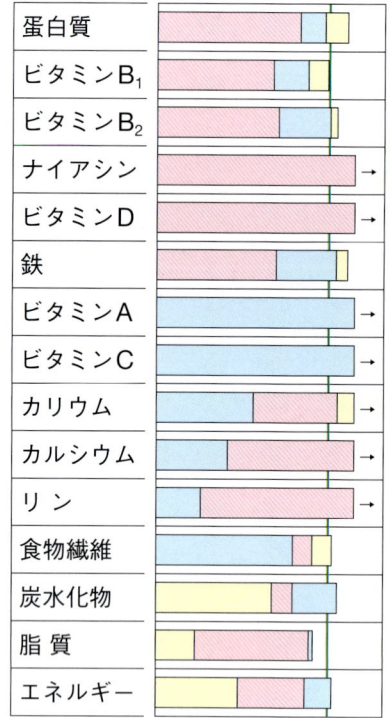

【作り方】

たけのこと生利節の煮物
1. 人参、たけのこは乱切りにする。
2. 干し椎茸は水で戻し、石づきを取り4等分に切る。切干大根は戻しておく。
3. 生揚げ、こんにゃく、里芋は一口大に切る。
4. 鍋に1、2、ひたひたの水を入れて煮ていき、火がとおったら里芋を加える。醤油を少々を入れる。(ぬめり泡防止)
5. 次に、生利節、生揚げ、こんにゃくを加え残りの調味料で味を調え、しそ油をまわし入れる。

青菜の白和え
1. 豆腐はくずして熱湯でサッと茹で、布巾に包んで水気をしっかり切り、冷ましてからきな粉と調味料を加えすり鉢で擦り滑らかにする。
2. くきたちは色よく茹で3～4センチ長さに切る。よく水気をきる。
3. 1と2と桜えびを加え和える。

生揚げは油が加わるため、ω6の多い食品となります。生揚げを使用する場合は、必ず油抜きをし、使用する量にも注意しましょう。
さらに、ω3系の多いしそ油を少量加えることで、ω6／ω3の比率がよくなります。

春

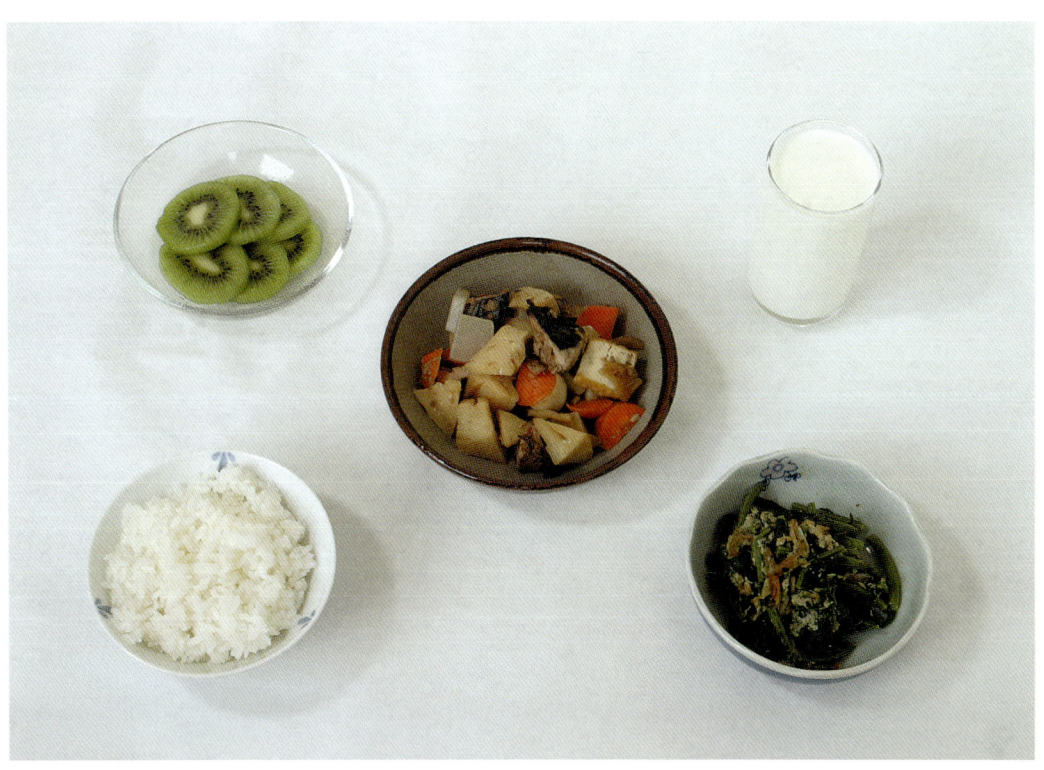

	1食の目安値	使用量(g)	蛋白質(g)	ビタミンB₁(mg)	ビタミンB₂(mg)	ナイアシン(mg)	ビタミンD(μg)	鉄(mg)	ビタミンA(μg)	ビタミンC(mg)	カリウム(mg)	カルシウム(mg)	リン(mg)	食物繊維(g)	炭水化物(g)	脂質(g)	エネルギー(kcal)
		−	30.0	0.40	0.50	6.0	2.0	4.0	210	40	1300	300	400	10.0	84	16	600
赤群	なまり節	30	11.4	0.12	0.08	10.5	6.3	1.5	0	0	189	6	171	0	0	0	52
	桜えび・素干し	3	1.9	0.01	0	0.2	0	0.1	0	0	36	60	36	0	0	0	9
	木綿豆腐	50	3.3	0.04	0.02	0.1	0	0.5	0	0	70	60	55	0.2	1	2	36
	生揚げ（厚揚げ）・油抜き**	10	1.1	0.01	0	0	0	0.3	0	0	12	24	15	0.1	0	1	13
	きな粉・全粒大豆	5	1.8	0.04	0.01	0.1	0	0.5	0	0	95	13	26	0.8	2	1	22
	普通牛乳	160	5.3	0.06	0.24	0.2	0.5	0	61	2	240	176	149	0	8	6	107
青群	なばな・洋種・茹	50	1.8	0.03	0.07	0.3	0	0.4	115	28	105	48	36	2.1	3	0	16
	人参・茹	21	0.1	0.01	0.01	0.1	0	0	151	0	50	6	5	0.6	2	0	8
	切干し大根・戻*5倍	30	0.3	0.02	0	0.3	0	0.6	0	0	192	32	13	1.2	4	0	17
	たけのこ・茹	30	1.1	0.01	0.03	0.3	0	0.1	0	2	141	5	18	1.0	2	0	9
	キウイフルーツ	70	0.7	0.01	0.01	0.2	0	0.2	4	48	203	23	22	1.8	9	0	37
	こんにゃく	20	0	0	0	0	0	0.1	0	0	7	9	1	0.4	0	0	1
	干し椎茸・茹	11	0.4	0.01	0.03	0.2	0.2	0	0	0	24	0	5	0.8	2	0	5
黄群	精白米・めし	140	3.5	0.03	0.01	0.3	0	0.1	0	0	41	4	48	0.4	52	0	235
	里芋・水煮	30	0.5	0.02	0.01	0.2	0	0.1	0	2	168	4	14	0.7	4	0	18
	しそ油	3	0	0	0	0	0	0	0	0	0	0	0	0	0	3	28
	赤群 合計	258	24.8	0.27	0.35	11.0	6.8	2.8	61	2	642	339	452	1.1	10	11	239
	青群 合計	232	4.4	0.08	0.15	1.3	0.2	1.4	271	79	722	123	99	7.9	22	0	92
	黄群 合計	173	4.0	0.05	0.02	0.5	0	0.3	0	2	209	8	62	1.1	56	3	281
	総 合 計	663	33.1	0.40	0.52	12.8	7.0	4.4	332	82	1573	470	613	10.2	88	15	612

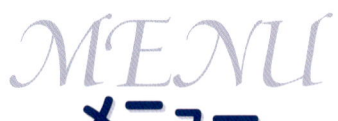

MENU メニュー

※調理前の重量です

⑤

	赤群 魚・豆・肉・卵・乳	青群 野菜・果物・海藻・茸	黄群 穀類・芋・アルコール・油
焼きさけ	さけ 50g	大根おろし 30g	
納豆	納豆 25g	大根葉 10g	醤油(タレ) 少々
しじみ汁	しじみ 15g （殻つき 約60g） 木綿豆腐 20g	長ねぎ 10g	味噌 8g
生揚げの煮物	生揚げ 30g 豚もも肉 15g	小松菜 35g 人参 20g 干し椎茸(乾) 4g 刻み昆布(乾) 3g	里芋 40g 醤油 4g 三温糖 2g
わかめの酢の物		わかめ(戻) 25g たまねぎ 10g	酢、醤油 少々 しそ油 3g
果物		いちご 50g	
ごはん			ごはん 150g

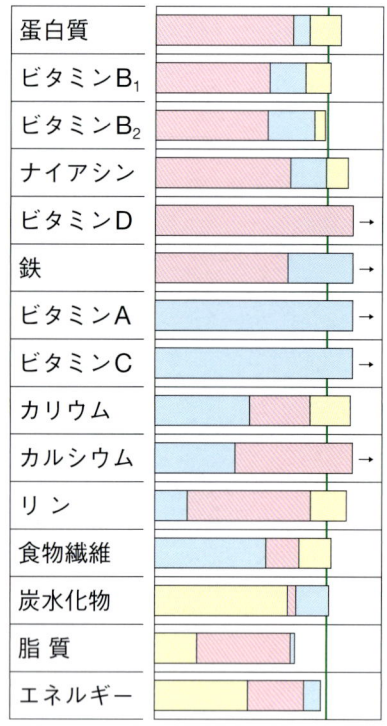

【作り方】

納豆
1. 大根葉は細かく切って、塩で揉む。納豆に混ぜる。

生揚げの煮物
1. 干し椎茸、刻み昆布は戻して適当な大きさにカットする。小松菜は茹でておく。
2. 人参は皮をむいて乱切り。豚肉、里芋、生揚げは一口大に切る。
3. 鍋にひたひたの水、人参、椎茸（戻し汁も）を入れ煮、豚肉、里芋、刻み昆布、生揚げを入れ柔らかくなるまで煮る。醤油、砂糖で調味し、小松菜を加えサッと煮る。

わかめの酢の物
1. わかめは水で戻し、食べやすくカットする。
2. たまねぎはうすくスライスして水にさらす。
3. 1、2を酢と醤油、しそ油で和える。

> 大根葉は根の部分に比べ、カルシウムを多く含んでいます。
> 捨ててしまってはもったいない食材です。大いに活用しましょう。

春

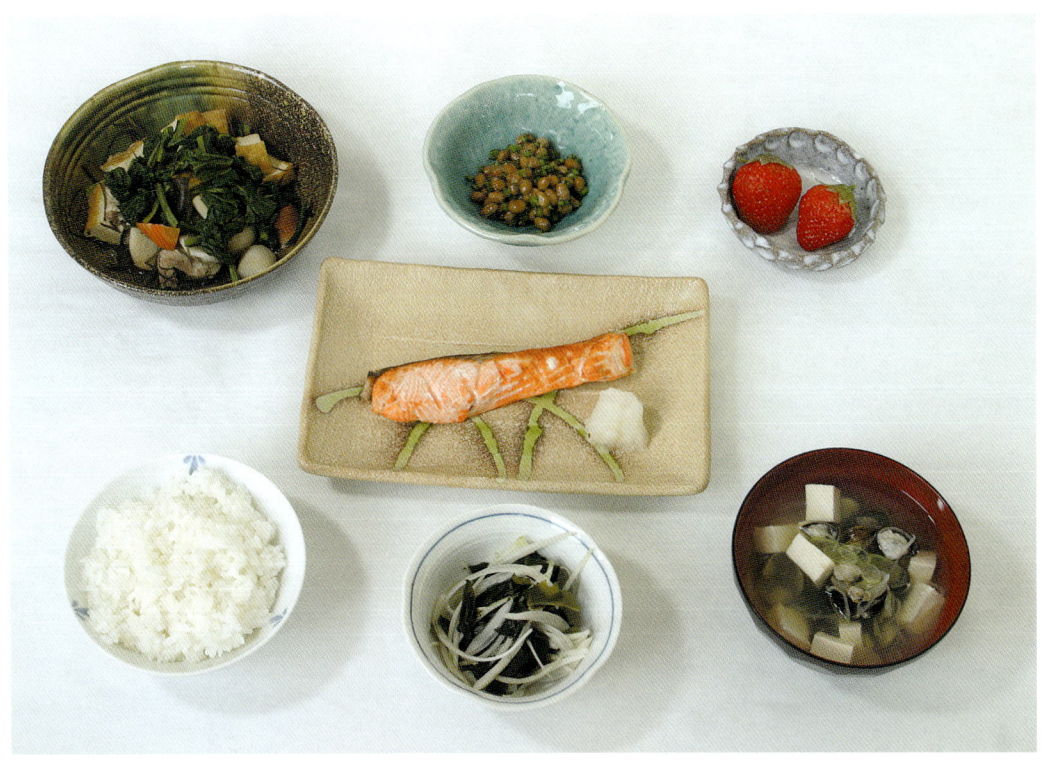

1食の目安値	使用量(g)	蛋白質(g)	ビタミンB₁(mg)	ビタミンB₂(mg)	ナイアシン(mg)	ビタミンD(μg)	鉄(mg)	ビタミンA(μg)	ビタミンC(mg)	カリウム(mg)	カルシウム(mg)	リン(mg)	食物繊維(g)	炭水化物(g)	脂質(g)	エネルギー(kcal)
	−	30.0	0.40	0.50	6.0	2.0	4.0	210	40	1300	300	400	10.0	84	16	600

群	食品	使用量	蛋白質	B₁	B₂	ナイアシン	D	鉄	A	C	K	Ca	P	繊維	炭水	脂質	kcal
赤群	さけ・焼	37	10.8	0.06	0.10	3.2	14.6	0.2	5	0	163	7	115	0	0	2	63
	しじみ	15	0.8	0	0.04	0.2	0	0.8	4	0	10	20	13	0	1	0	8
	殻付干えび(サルエビ)	1	0.5	0	0	0	0	0.2	0	0	7	71	10	0	0	0	2
	生揚げ(厚揚げ)・油抜き	30	3.2	0.02	0.01	0	0	0.8	0	0	36	72	45	0.2	0	3	39
	糸引き納豆	25	4.1	0.02	0.14	0.3	0	0.8	0	0	165	23	48	1.7	3	3	50
	木綿豆腐	20	1.3	0.01	0.01	0	0	0.2	0	0	28	24	22	0.1	0	1	14
	豚もも・赤肉	15	3.3	0.14	0.03	1.0	0	0.1	0	0	56	1	33	0	0	1	19
青群	小松菜	35	0.5	0.03	0.05	0.4	0	1.0	91	14	175	60	16	0.7	1	0	5
	人参・茹	17	0.1	0.01	0.01	0.1	0	0	122	0	41	5	4	0.5	2	0	7
	大根の葉・茹	7	0.2	0	0	0	0	0.2	26	1	13	15	4	0.3	0	0	2
	大根	30	0.1	0.01	0	0.1	0	0.1	0	3	69	7	5	0.4	1	0	5
	たまねぎ	10	0.1	0	0	0	0	0	0	1	15	2	3	0.2	1	0	4
	長ねぎ	10	0.1	0	0	0	0	0	0	1	18	3	3	0.2	1	0	3
	いちご	50	0.5	0.02	0.01	0.2	0	0.2	1	31	85	9	16	0.7	4	0	17
	塩蔵わかめ・塩抜き	25	0.4	0	0	0	0	0.1	5	0	3	11	8	0.8	1	0	3
	刻み昆布・戻*5.7倍	17	0.2	0	0.01	0	0	0.3	0	0	244	28	9	1.2	1	0	3
	干し椎茸・茹	22	0.7	0.01	0.05	0.4	0.4	0.1	0	0	48	1	9	1.7	4	0	9
黄群	精白米・めし	150	3.8	0.03	0.02	0.3	0	0.2	0	0	44	5	51	0.5	56	0	252
	里芋・水煮	40	0.6	0.02	0.01	0.3	0	0.2	0	2	224	6	19	1.0	5	0	24
	淡色辛みそ	8	1.0	0	0.01	0.1	0	0.3	0	0	30	8	14	0.4	2	0	15
	しそ油	3	0	0	0	0	0	0	0	0	0	0	0	0	0	3	28
	三温糖	2	0	0	0	0	0	0	0	0	0	0	0	0	2	0	8
	赤群 合計	143	24.1	0.26	0.33	4.7	14.6	3.1	9	1	465	217	285	2.0	4	9	196
	青群 合計	223	2.8	0.08	0.14	1.2	0.4	1.9	245	52	711	140	77	6.5	16	0	57
	黄群 合計	203	5.4	0.06	0.03	0.7	0	0.6	0	2	298	18	83	1.8	65	4	326
	総 合 計	569	32.2	0.41	0.49	6.7	15.0	5.6	255	54	1474	374	445	10.2	85	13	579

MENU メニュー

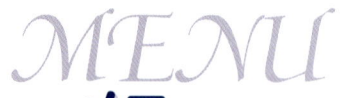

※調理前の重量です

⑥

	赤 群 魚・豆・肉・卵・乳	青 群 野菜・果物・海藻・茸	黄 群 穀類・芋・アルコール・油
焼きさけ	さけ 60g		塩 適宜
青菜のえごま和え	油揚げ 5g えごま(すり) 6g	小松菜 40g キャベツ 30g	醤油 3g 砂糖 7g
野菜の煮物	生揚げ 20g	人参 20g 干し椎茸(乾) 4g	里芋 40g 醤油、砂糖 各4g 出汁 50g
チンゲン菜の 炒め物	豚ロース 15g （脂身なし）	チンゲン菜 70g 長ねぎ 8g しょうが 2g	塩、コショウ 適宜
煮豆	大豆(茹) 10g	人参 5g ひじき(乾) 3g 糸こんにゃく 5g	砂糖 3g 醤油 3g
ゆで卵	卵 35g		
果物		キウイフルーツ 40g いちご 20g	
ごはん			ごはん 150g

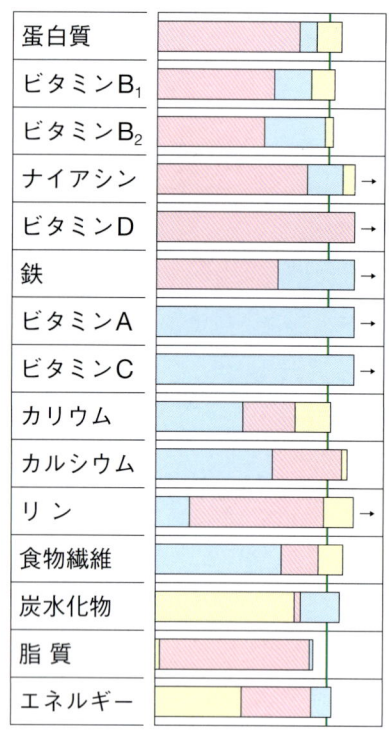

【作り方】

青菜のえごま和え
1．小松菜、キャベツは適当な大きさに切ってそれぞれに茹でる。油揚げは油抜きして細く切る。
2．えごまと調味料を混ぜ合わせ1と和える。

野菜の煮物
1．生揚げは油抜きし、干し椎茸は戻す。
2．里芋は竹串が通る程度に煮ておく。
3．生揚げ、人参、干し椎茸を出汁で煮る。
4．人参が柔かくなったら里芋を加え、味を調える。

チンゲン菜の炒め物
1．チンゲン菜と豚肉は適当な大きさに切る。
2．フライパンにせん切りしょうが、長ねぎを入れ炒め、1を入れ炒め、塩、コショウで味を調える。

煮豆
1．戻したひじきと人参、糸こんを出汁で煮る。
2．人参が柔らかくなったら大豆を加え味を調える。

春

秋

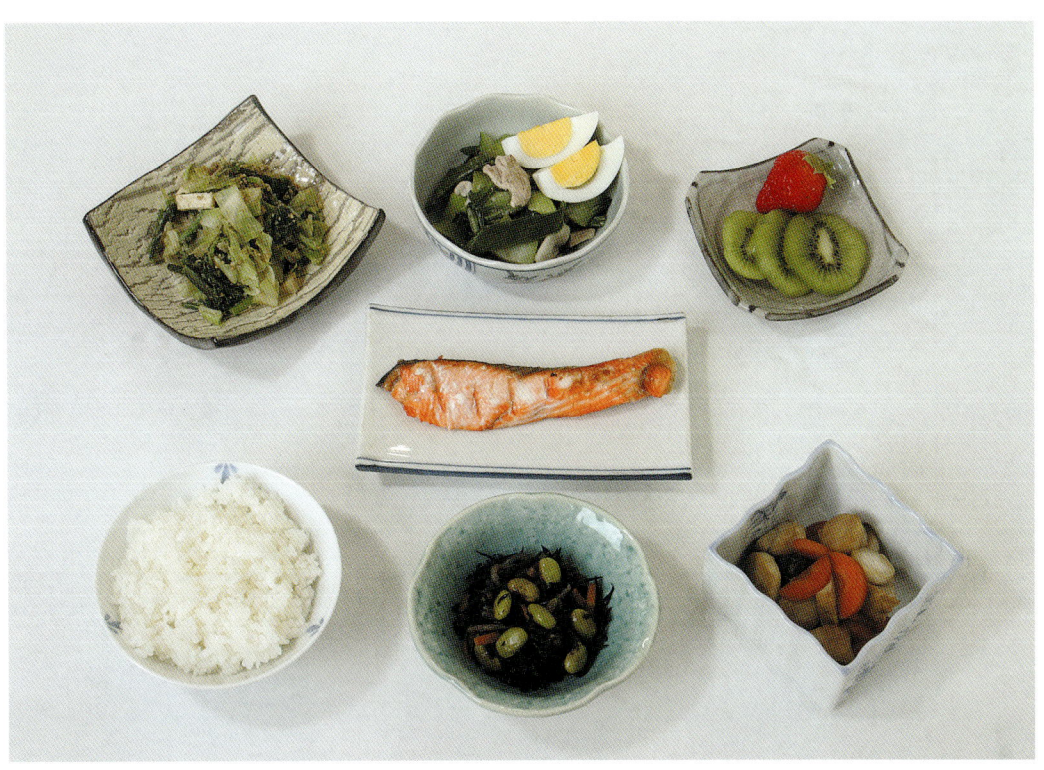

1食の目安値	使用量(g)	蛋白質(g)	ビタミンB₁(mg)	ビタミンB₂(mg)	ナイアシン(mg)	ビタミンD(μg)	鉄(mg)	ビタミンA(μg)	ビタミンC(mg)	カリウム(mg)	カルシウム(mg)	リン(mg)	食物繊維(g)	炭水化物(g)	脂質(g)	エネルギー(kcal)
	−	30.0	0.40	0.50	6.0	2.0	4.0	210	40	1300	300	400	10.0	84	16	600

群	食品	使用量	蛋白質	B₁	B₂	ナイアシン	D	鉄	A	C	カリウム	カルシウム	リン	食物繊維	炭水化物	脂質	エネルギー
赤群	さけ・焼	40	11.6	0.07	0.10	3.5	15.8	0.2	6	0	176	8	124	0	0	2	68
	生揚げ(厚揚げ)・油抜き**	20	2.1	0.01	0.01	0	0	0.5	0	0	24	48	30	0.1	0	2	26
	大豆・茹	10	1.6	0.02	0.01	0.1	0	0.2	0	0	57	7	19	0.7	1	1	18
	えごま・乾	6	1.1	0.03	0.02	0.5	0	1.0	0	0	35	23	33	1.2	2	3	33
	油揚げ・油抜き**	5	0.9	0	0	0	0	0.2	0	0	3	15	12	0.1	0	1	15
	豚ロース・脂無	15	3.2	0.11	0.02	1.2	0	0	1	0	51	1	30	0	0	2	30
	鶏卵	35	4.3	0.02	0.15	0	0.6	0.6	53	0	46	18	63	0	0	4	53
青群	チンゲン菜	70	0.4	0.02	0.05	0.2	0	0.8	119	17	182	70	19	0.8	1	0	6
	小松菜・茹	35	0.6	0.01	0.02	0.1	0	0.7	91	7	49	53	16	0.8	1	0	5
	人参・皮つき・茹	21	0.1	0.01	0.01	0.1	0	0	155	0	55	7	6	0.6	2	0	8
	キャベツ・茹	26	0.2	0.01	0	0	0	0.1	1	4	24	10	5	0.5	1	0	5
	長ねぎ	8	0	0	0	0	0	0	0	1	14	2	2	0.2	1	0	2
	しょうが	2	0	0	0	0	0	0	0	0	5	0	1	0	0	0	1
	キウイフルーツ	40	0.4	0	0.01	0.1	0	0.1	2	28	116	13	13	1.0	5	0	21
	いちご	20	0.2	0.01	0	0.1	0	0.1	0	12	34	3	6	0.3	2	0	7
	ひじき・戻*7倍	21	0.3	0.01	0.03	0.1	0	1.6	8	0	132	42	3	1.3	2	0	4
	こんにゃく	5	0	0	0	0	0	0	0	0	2	2	0	0.1	0	0	0
	干し椎茸・茹	22	0.7	0.01	0.05	0.4	0.4	0.1	0	0	48	1	9	1.7	4	0	9
黄群	精白米・めし	150	3.8	0.03	0.02	0.3	0	0.2	0	0	44	5	51	0.5	56	0	252
	里芋・水煮	40	0.6	0.02	0.01	0.3	0	0.2	0	2	224	6	19	1.0	5	0	24
	砂糖・上白	7	0	0	0	0	0	0	0	0	0	0	0	0	7	0	27
	赤群 合計	131	24.8	0.27	0.31	5.2	16.4	2.8	59	1	392	120	311	2.1	3	14	243
	青群 合計	270	3.0	0.09	0.18	1.2	0.4	3.5	377	70	661	204	80	7.3	19	0	69
	黄群 合計	197	4.4	0.05	0.02	0.6	0	0.3	0	2	268	10	70	1.4	68	0	302
	総 合 計	598	32.2	0.41	0.51	7.1	16.8	6.7	436	72	1321	333	460	10.9	90	15	614

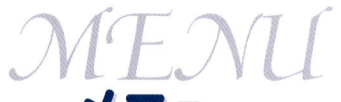

MENU メニュー

⑦

※調理前の重量です

	赤群 魚・豆・肉・卵・乳	青群 野菜・果物・海藻・茸	黄群 穀類・芋・アルコール・油
さわらの 粒マスタード焼き	さわら　　65g		粒マスタード
くきたちの えごま和え	卵　　　　　15g えごま(すり)　5g	くきたち　　65g 人参　　　　15g こんにゃく　20g	砂糖、酒、塩　適宜
生揚げの炒め物	生揚げ　　　40g 豚もも肉　　20g サルエビ　　 1g （粉末） ※調味料として使用	たけのこ(茹)　30g 長ねぎ　　　20g ピーマン　　15g にんにく　　 5g しょうが　　 3g 干し椎茸(乾)　2g	しそ油　　　　3g 味噌　　　　　3g 醤油　　　　　6g 酒　　　　　　3g 赤唐辛子、砂糖 少々
かぶの漬物	素干桜えび　3g	かぶ塩漬け　30g	塩、甘酢(酢、砂糖) 　　　　　　適宜
果物		キウイフルーツ 90g	
ごはん			ごはん　　　130g

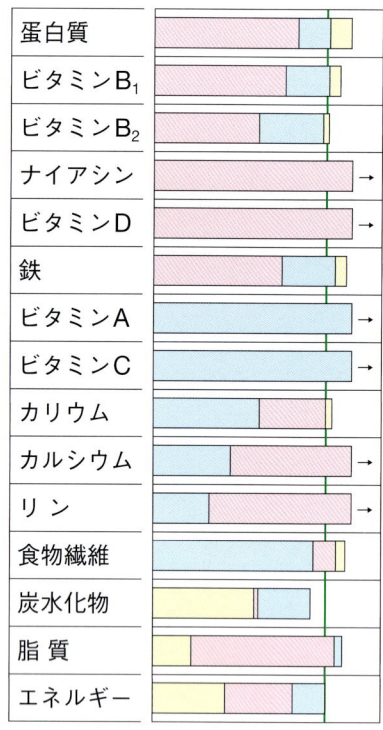

【作り方】

さわらの粒マスタード焼き
1. さわらの切り身に粒マスタードを塗り焼く。

くきたちのえごま和え
1. くきたちは色よく茹で3～4センチ長さに切る。人参は1センチ幅の短冊切りにする。こんにゃくもうすく短冊切りにし、下茹でしておく。
2. 卵は炒り卵にする。
3. 1と2を合わせ、えごまを加え、調味料で味をつける。

生揚げの炒め物
1. たけのこはうすくいちょう切りにする。ピーマンは種を取って乱切りにする。
2. 干し椎茸は戻して細く切る。長ねぎは斜めうす切りにする。
3. 豚肉、生揚げは一口大に切る。
4. にんにく、しょうがはみじん切りにする。
5. フライパンにしそ油を熱し、にんにく、しょうがを炒め、豚肉、ピーマンを入れ炒める。次に、たけのこ、椎茸、生揚げ、長ねぎを入れさらに炒め、調味料で味をつける。

かぶの漬物
1. かぶは5ミリ厚さのいちょう切りにする。
2. 1を桜えびと共に調味料で漬ける。

> くきたちは、季節によって小松菜、ふだん草と代用できます。
> キウイフルーツも、季節によっていちご、柿と代用できます。

春

秋

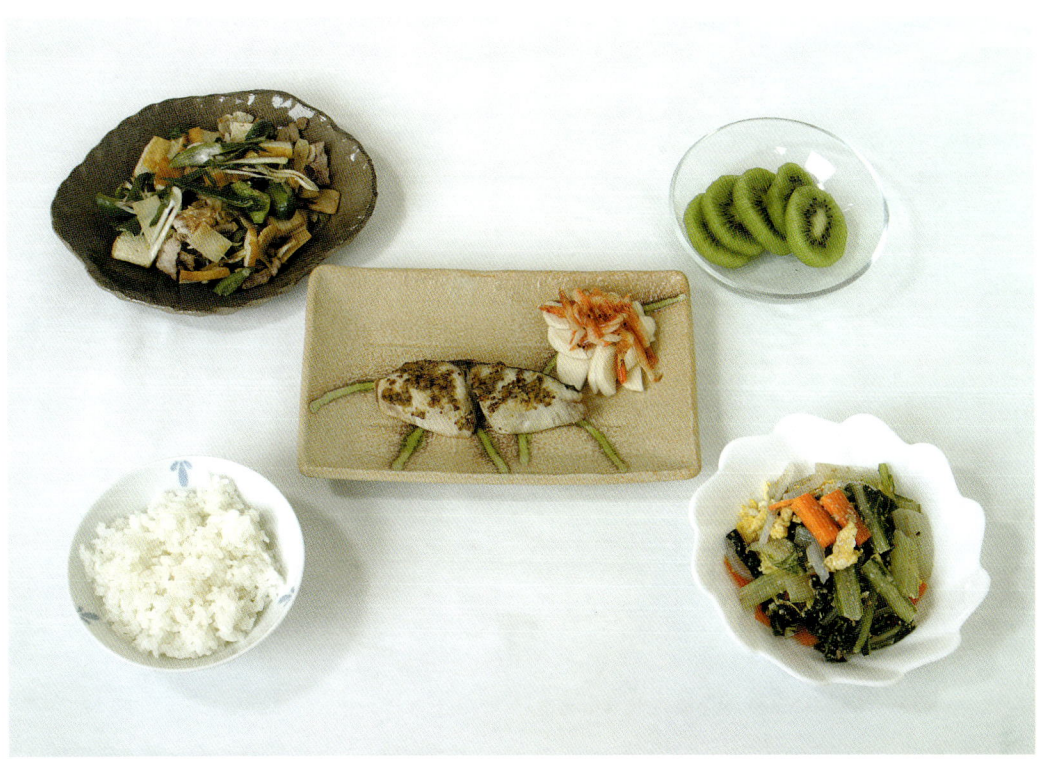

1食の目安値	使用量(g)	蛋白質(g)	ビタミンB₁(mg)	ビタミンB₂(mg)	ナイアシン(mg)	ビタミンD(μg)	鉄(mg)	ビタミンA(μg)	ビタミンC(mg)	カリウム(mg)	カルシウム(mg)	リン(mg)	食物繊維(g)	炭水化物(g)	脂質(g)	エネルギー(kcal)
	−	30.0	0.40	0.50	6.0	2.0	4.0	210	40	1300	300	400	10.0	84	16	600

群	食品	使用量	蛋白質	B₁	B₂	ナイアシン	D	鉄	A	C	K	Ca	P	繊維	炭水	脂質	kcal
赤群	さわら・焼	47	11.1	0.04	0.16	5.4	5.7	0.4	8	0	287	10	146	0	0	5	95
	桜えび・素干し	3	1.9	0.01	0	0.2	0	0.1	0	0	36	60	36	0	0	0	9
	殻付干えび(サルエビ)	1	0.5	0	0	0	0	0.2	0	0	7	71	10	0	0	0	2
	生揚げ(厚揚げ)・油抜き**	40	4.3	0.03	0.01	0	0	1.0	0	0	48	96	60	0.3	0	4	52
	えごま・乾	5	0.9	0.03	0.01	0.4	0	0.8	0	0	30	20	28	1.0	1	2	27
	豚もも・赤肉	20	4.4	0.19	0.05	1.3	0	0.2	1	0	74	1	44	0	0	1	26
	鶏卵	15	1.8	0.01	0.06	0	0.3	0.3	23	0	20	8	27	0	0	2	23
青群	なばな・洋種・茹	65	2.3	0.04	0.08	0.4	0	0.5	150	36	137	62	46	2.7	3	0	20
	人参・茹	13	0.1	0	0.01	0.1	0	0	94	0	31	4	3	0.4	1	0	5
	たけのこ・茹	30	1.1	0.01	0.03	0.2	0	0.1	0	2	141	5	18	1.0	2	0	9
	長ねぎ	20	0.1	0.01	0.01	0.1	0	0	0	2	36	6	5	0.4	1	0	6
	青ピーマン	15	0.1	0	0	0.1	0	0.1	5	11	29	2	3	0.3	1	0	3
	にんにく	5	0.3	0.01	0	0	0	0	0	1	27	1	8	0.3	1	0	7
	しょうが	3	0	0	0	0	0	0	0	0	8	0	1	0.1	0	0	1
	かぶ根・塩漬	30	0.3	0.01	0.01	0.2	0	0.1	0	6	93	14	11	0.6	1	0	7
	キウイフルーツ	90	0.9	0.01	0.02	0.3	0	0.3	5	62	261	30	29	2.3	12	0	48
	こんにゃく	20	0	0	0	0	0	0.1	0	0	7	9	1	0.4	0	0	1
	干し椎茸・茹	11	0.4	0.01	0.03	0.2	0.2	0	0	0	24	0	5	0.8	2	0	5
黄群	精白米・めし	130	3.3	0.03	0.01	0.3	0	0.1	0	0	38	4	44	0.4	48	0	218
	しそ油	3	0	0	0	0	0	0	0	0	0	0	0	0	0	3	28
	淡色辛みそ	3	0.4	0	0	0	0	0.1	0	0	11	3	5	0.1	1	0	6
	赤群 合計	131	25.0	0.30	0.30	7.4	6.0	3.0	31	0	501	265	350	1.3	2	13	234
	青群 合計	302	5.6	0.10	0.19	1.6	0.2	1.2	254	120	793	133	129	9.3	26	1	111
	黄群 合計	136	3.6	0.03	0.02	0.3	0	0.3	0	0	49	7	49	0.5	49	4	252
	総 合 計	569	34.2	0.43	0.50	9.2	6.2	4.5	285	121	1343	405	529	11.1	77	18	597

MENU メニュー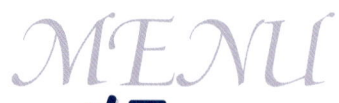

※調理前の重量です

⑧

	赤 群 魚・豆・肉・卵・乳	青 群 野菜・果物・海藻・茸	黄 群 穀類・芋・アルコール・油
さわらの西京焼	さわら　　　50g 削り節　　　1g	さやいんげん　30g	醤油　　　少々
筑前煮	生揚げ　　　10g 若鶏もも肉　15g	人参　　　　30g れんこん　　30g ごぼう　　　15g さやえんどう　5g こんにゃく　40g 干し椎茸(乾)　3g	しそ油　　　3g 出汁　　　適宜 醤油　　　　4g 酒　　　　　2g 砂糖　　　　1g
炒り煮干し	煮干し　　　5g		
冷しゃぶ風 サラダ	ごま　　　　1g 豚もも肉　　15g （薄切り） ゆで卵　　　25g	トマト　　　60g キャベツ　　30g きゅうり　　10g ひじき(乾)　3g	お好みの ドレッシングなどで
果物		キウイフルーツ　70g	
グリンピース ごはん	素干桜えび　4g グリンピース　10g		ごはん　　　140g

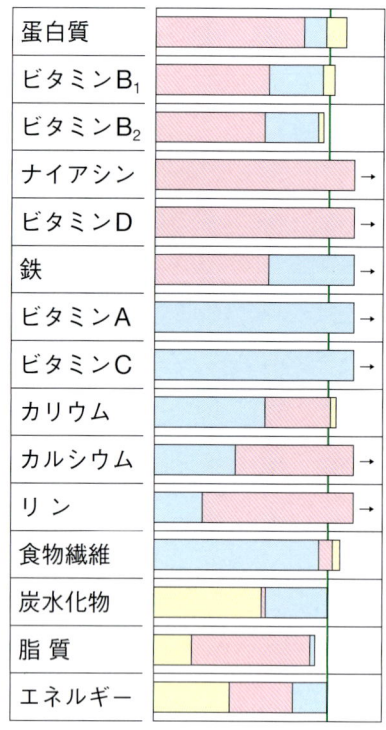

【作り方】

さわらの西京焼
1. さわらは焼く。
さやいんげんは色よく茹で3等分に切ったら、削り節と醤油で和える。
2. さわらを皿に盛り、さやいんげんを添える。

筑前煮
1. 人参、ごぼうは乱切り。ごぼうは水につけあく抜きする。れんこんは1センチ厚さに切りそれを4等分に切る。干し椎茸は戻し、4等分に切る。（戻し汁はとっておく。）
2. 鶏肉、生揚げ、こんにゃくは一口大に切る。さやえんどうは色よく茹で斜め半分に切る。
3. 鍋に人参、ごぼう、鶏肉、出汁と椎茸の戻し汁を加えて煮る。少し火が通ったら他の材料も入れやわらかく煮ていき、調味料で味を調える。最後にしそ油をまわし入れ、青みにさやえんどうを添える。

冷しゃぶ風サラダ
1. ひじきは戻し茹でる。きゅうりは斜めうす切り。トマトはくし型に切る。
キャベツはせん切りにする。ゆで卵はうすく切る。
2. 豚肉は熱湯でサッと茹で、冷水に放す。
3. 器に野菜と他の材料を彩りよく盛りつけ、上からごまをふる。
お好みのドレッシングなどでいただく。

グリンピースごはん
1. 米に桜えびを入れ、普通に炊飯し、蒸らしの段階でグリンピース、塩を加える。
グリンピースをつぶさないように混ぜ茶碗に盛る。

春

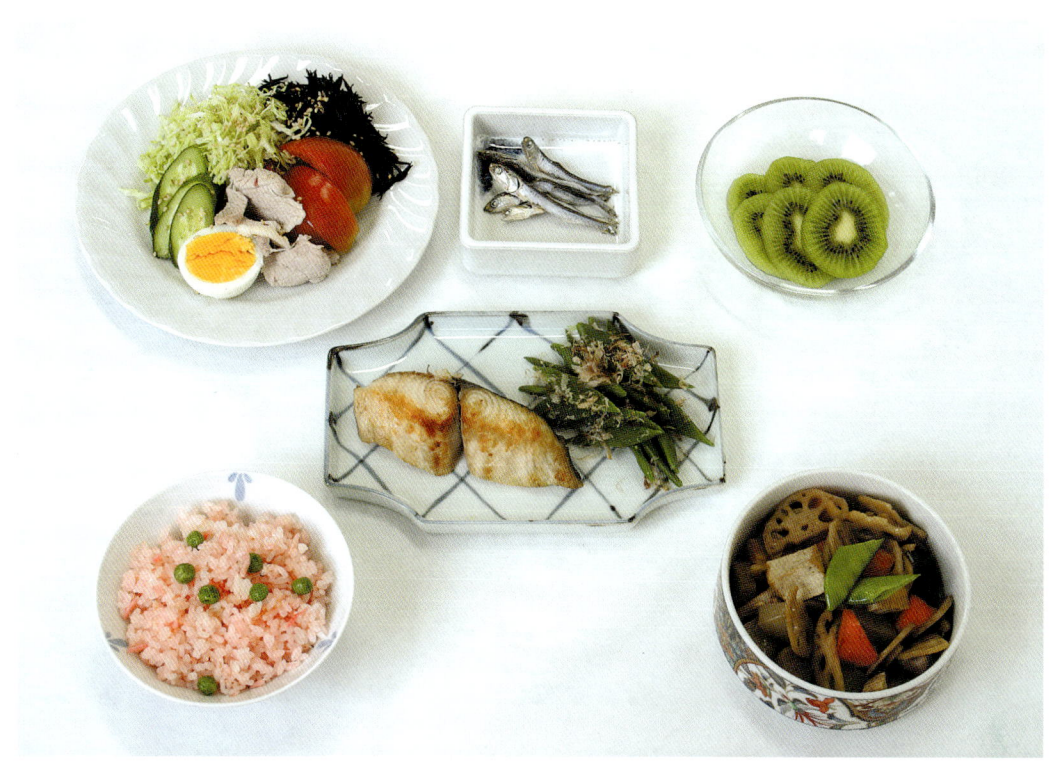

1食の目安値	使用量(g)	蛋白質(g)	ビタミンB₁(mg)	ビタミンB₂(mg)	ナイアシン(mg)	ビタミンD(μg)	鉄(mg)	ビタミンA(μg)	ビタミンC(mg)	カリウム(mg)	カルシウム(mg)	リン(mg)	食物繊維(g)	炭水化物(g)	脂質(g)	エネルギー(kcal)
	−	30.0	0.40	0.50	6.0	2.0	4.0	210	40	1300	300	400	10.0	84	16	600

群		使用量	蛋白質	B₁	B₂	ナイアシン	D	鉄	A	C	K	Ca	P	繊維	炭水	脂質	kcal
赤群	さわら・焼	35	8.3	0.03	0.12	4.0	4.2	0.3	6	0	214	8	109	0	0	4	71
	煮干し(いりこ)	5	3.2	0.01	0.01	0.8	0.9	0.9	0	0	60	110	75	0	0	0	17
	削り節	1	0.8	0	0.01	0.4	0	0.1	0	0	8	0	7	0	0	0	4
	桜えび・素干し	4	2.6	0.01	0.01	0.2	0	0.1	0	0	48	80	48	0	0	0	12
	グリンピース・冷凍	10	0.6	0.03	0.01	0.2	0	0.2	4	2	21	3	10	0.6	2	0	10
	生揚げ(厚揚げ)・油抜き**	10	1.1	0.01	0	0	0	0.3	0	0	12	24	15	0.1	0	1	13
	ごま・炒り	1	0.2	0	0	0.1	0	0.1	0	0	4	12	6	0.1	0	1	6
	豚もも・赤肉	15	3.3	0.14	0.03	1.0	0	0.1	0	0	56	1	33	0	0	1	19
	若鶏もも・皮付	15	2.4	0.01	0.03	0.8	0	0.1	6	0	41	1	24	0	0	2	30
	鶏卵・茹	25	3.2	0.02	0.10	0	0.5	0.5	35	0	30	13	45	0	0	3	39
青群	人参・茹	26	0.2	0.01	0.01	0.1	0	0.1	187	1	62	8	7	0.8	2	0	10
	トマト	60	0.4	0.03	0.01	0.4	0	0.1	27	9	126	4	16	0.6	3	0	11
	キャベツ	30	0.4	0.01	0.01	0.1	0	0.1	1	12	60	13	8	0.5	2	0	7
	さやいんげん・茹	28	0.5	0.02	0.03	0.1	0	0.2	13	2	76	16	12	0.7	2	0	7
	れんこん・茹	27	0.4	0.02	0	0.1	0	0.1	0	5	65	5	21	0.6	4	0	18
	ごぼう・茹	13	0.2	0	0	0	0	0.1	0	0	27	6	6	0.8	2	0	8
	きゅうり	10	0.1	0	0	0	0	0	3	1	20	3	4	0.1	0	0	1
	さやえんどう・茹	5	0.2	0.01	0.01	0	0	0	2	2	8	2	3	0.2	0	0	2
	キウイフルーツ	70	0.7	0.01	0.01	0.2	0	0.2	4	48	203	23	22	1.8	9	0	37
	こんにゃく	40	0	0	0	0	0	0.2	0	0	13	17	2	0.9	1	0	2
	ひじき・戻*7倍	21	0.3	0.01	0.03	0.1	0	1.6	8	0	132	42	3	1.3	2	0	4
	干し椎茸・茹	17	0.5	0.01	0.04	0.3	0.3	0.1	0	0	37	1	7	1.3	3	0	7
黄群	精白米・めし	140	3.5	0.03	0.01	0.3	0	0.1	0	0	41	4	48	0.4	52	0	235
	しそ油	3	0	0	0	0	0	0	0	0	0	0	0	0	0	3	28
	赤群 合計	121	25.6	0.26	0.32	7.5	5.7	2.6	51	3	493	251	371	0.8	2	11	220
	青群 合計	347	3.9	0.12	0.15	1.5	0.3	2.8	246	80	830	140	111	9.5	30	0	114
	黄群 合計	143	3.5	0.03	0.01	0.3	0	0.1	0	0	41	4	48	0.4	52	3	263
	総 合 計	611	33.0	0.41	0.48	9.3	6.0	5.5	298	83	1363	395	529	10.7	84	15	597

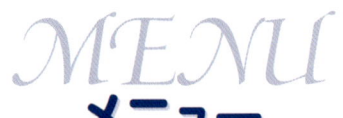

MENU メニュー ⑨

※調理前の重量です

	赤 群 魚・豆・肉・卵・乳	青 群 野菜・果物・海藻・茸	黄 群 穀類・芋・アルコール・油
煮物	生揚げ　15g 身欠にしん　20g 豚もも肉　20g 煮干し　5g	人参　30g 昆布（乾）　7g 干し椎茸（乾）　3g	里芋　50g 出汁、醤油　適宜
卵焼き	卵　50g 素干桜えび　3g	大根おろし　40g	しそ油　2g
お浸し	削り節　2g	オータムポエム　60g	
デザート	ヨーグルト　50g	キウイフルーツ　80g	
ごはん			ごはん　140g

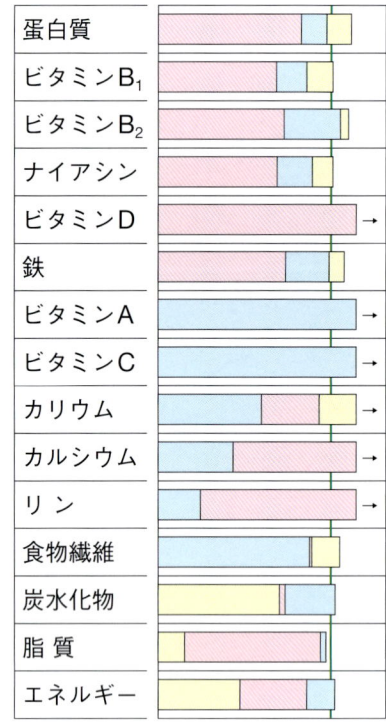

【作り方】

煮物

1. 身欠にしんは3～4センチ長さに切る。生揚げ、豚肉は一口大に切る。
2. 昆布、干し椎茸は戻し、食べやすい大きさに切る。
3. 人参は厚めのいちょう切り、里芋は一口大に切る。
4. 鍋に出汁、煮干し、人参、昆布、椎茸を入れ煮ていき、1の材料を加える。次に里芋を加え、醤油等で調味する。

卵焼き

1. 卵に桜えびとしそ油を入れてよくほぐす。
2. テフロン加工のフライパンで卵を焼く。
3. 大根おろしを添え皿に盛る。

春

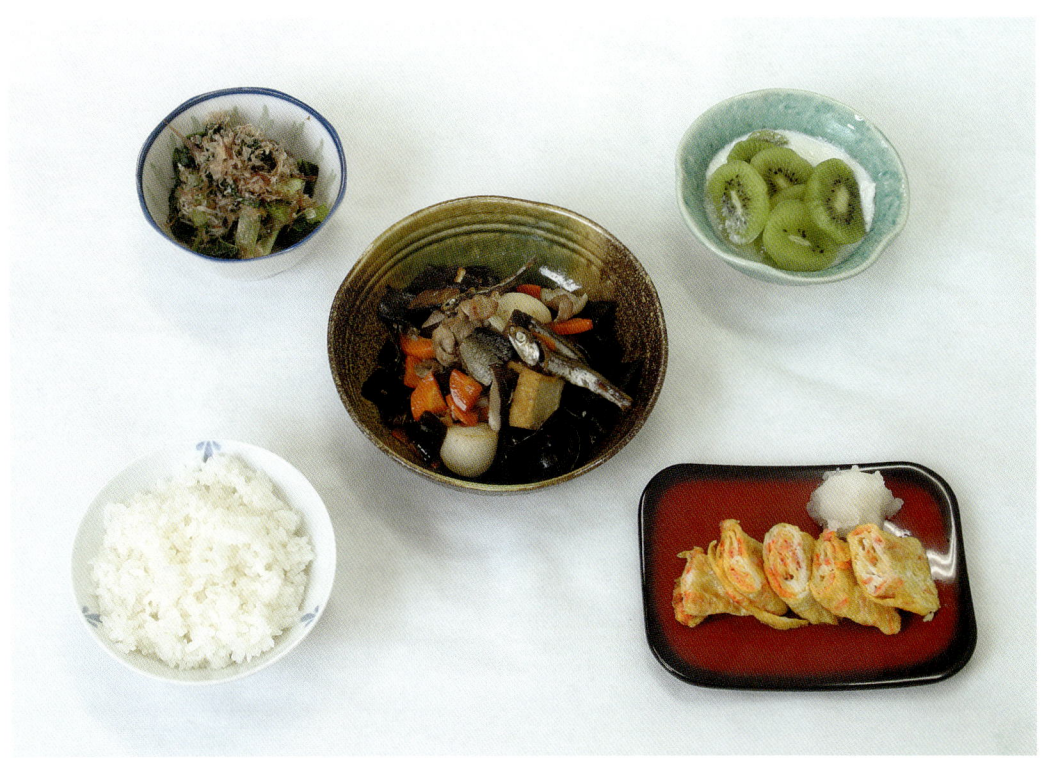

1食の目安	使用量(g)	蛋白質(g)	ビタミンB₁(mg)	ビタミンB₂(mg)	ナイアシン(mg)	ビタミンD(μg)	鉄(mg)	ビタミンA(μg)	ビタミンC(mg)	カリウム(mg)	カルシウム(mg)	リン(mg)	食物繊維(g)	炭水化物(g)	脂質(g)	エネルギー(kcal)
	−	30.0	0.40	0.50	6.0	2.0	4.0	210	40	1300	300	400	10.0	84	16	600

		使用量	蛋白質	B₁	B₂	ナイアシン	D	鉄	A	C	K	Ca	P	繊維	炭水	脂質	kcal
赤群	身欠きにしん	20	4.2	0	0.01	0.9	10.0	0.3	0	0	86	13	58	0	0	3	49
	煮干し(いりこ)	5	3.2	0.01	0.01	0.8	0.9	0.9	0	0	60	110	75	0	0	0	17
	削り節	2	1.5	0.01	0.01	0.7	0.1	0.2	0	0	16	1	14	0	0	0	7
	桜えび・素干し	3	1.9	0.01	0	0.2	0	0.1	0	0	36	60	36	0	0	0	9
	生揚げ(厚揚げ)・油抜き**	15	1.6	0.01	0	0	0	0.4	0	0	18	36	23	0.1	0	1	20
	豚もも・赤肉	20	4.4	0.19	0.05	1.3	0	0.2	1	0	74	1	44	0	0	1	26
	鶏卵	50	6.2	0.03	0.22	0.1	0.9	0.9	75	0	65	26	90	0	0	5	76
	ヨーグルト・無糖	50	1.8	0.02	0.07	0.1	0	0	17	1	85	60	50	0	2	2	31
青群	なばな・洋種・茹	60	2.2	0.04	0.08	0.4	0	0.4	138	33	126	57	43	2.5	3	0	19
	人参・茹	26	0.2	0.01	0.01	0.1	0	0.1	187	1	62	8	7	0.8	2	0	10
	大根	40	0.2	0.01	0	0.1	0	0.1	0	4	92	9	7	0.5	2	0	7
	キウイフルーツ	80	0.8	0.01	0.02	0.2	0	0.2	5	55	232	26	26	2.0	11	0	42
	昆布・戻*4倍	28	0.5	0	0.02	0.1	0	0.2	5	0	224	30	10	1.7	4	0	10
	干し椎茸・茹	17	0.5	0.01	0.04	0.3	0.3	0.1	0	0	37	1	7	1.3	3	0	7
黄群	精白米・めし	140	3.5	0.03	0.01	0.3	0	0.1	0	0	41	4	48	0.4	52	0	235
	里芋・水煮	50	0.8	0.03	0.01	0.4	0	0.2	0	3	280	7	24	1.2	7	0	30
	しそ油	2	0	0	0	0	0	0	0	0	0	0	0	0	0	2	18
	赤群 合計	165	24.8	0.27	0.36	4.1	11.9	2.9	93	1	440	306	389	0.1	3	13	234
	青群 合計	251	4.3	0.07	0.16	1.2	0.3	1.0	335	93	774	131	99	8.8	25	0	95
	黄群 合計	192	4.3	0.06	0.02	0.7	0	0.3	0	3	321	11	71	1.6	59	2	283
	総 合 計	608	33.4	0.40	0.55	6.0	12.2	4.3	427	96	1535	448	559	10.5	86	16	612

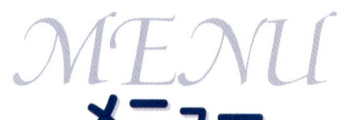

※調理前の重量です

⑩	赤 群 魚・豆・肉・卵・乳	青 群 野菜・果物・海藻・茸	黄 群 穀類・芋・アルコール・油
大豆の ドライカレー	生揚げ 30g 大豆（茹） 20g 豚ひき肉 30g	トマト（缶） 100g たまねぎ 80g 人参 10g にんにく 5g しょうが 5g 干し椎茸（乾） 3g	ごはん 130g 赤ワイン 15g カレー粉 2g 塩、コショウ 適宜 しそ油 3g
切干大根の 卵とじ	卵 20g 素干桜えび 5g 削り節 3g しらす干し 2g	切干大根（乾） 5g にら 40g えのき茸 20g	めんつゆなど 適宜
いちごミルク	低脂肪乳 100g	いちご 50g	

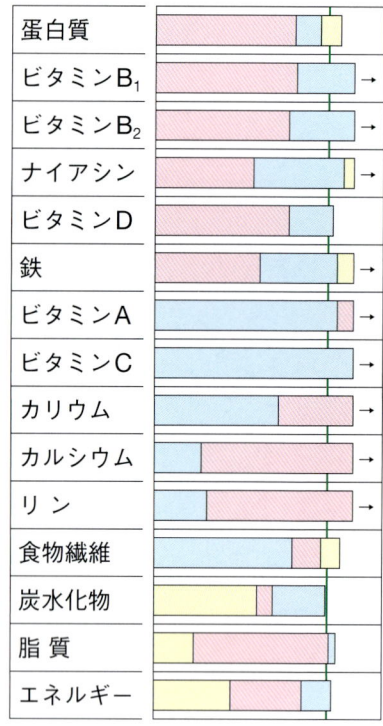

【作り方】

大豆のドライカレー
1. にんにく、しょうが、たまねぎ、人参はみじん切りにする。
2. トマト、生揚げは1センチ角切りにする。
3. 干し椎茸は戻し、石づきをとって細かく切る。（戻し汁はとっておく。）
4. 鍋ににんにく、しょうが、ひき肉、人参、たまねぎを入れ、その上からしそ油をまわし入れ炒める。そこへ、椎茸と戻し汁（適量）を入れ少し煮る。
5. 4にトマト（缶）、生揚げ、大豆を入れ、焦げないように注意しながら、弱火でコトコト煮ていく。そこへ、赤ワイン、カレー粉、塩、コショウで調味する。汁気がなくなる位まで煮て仕上げる。

切干大根の卵とじ
1. 切干大根は戻す。えのき茸は石づきを取って2等分に切る。にらは4〜5センチ長さに切る。
2. 鍋に削り節、水（適量）を入れ出汁をとり、切干大根を入れ煮てやわらかくなったら、えのき茸、桜えび、しらす干しを入れめんつゆなどで調味する。
3. 最後ににらを加え少し火を通し、溶き卵を加え蓋をして蒸らす。

春

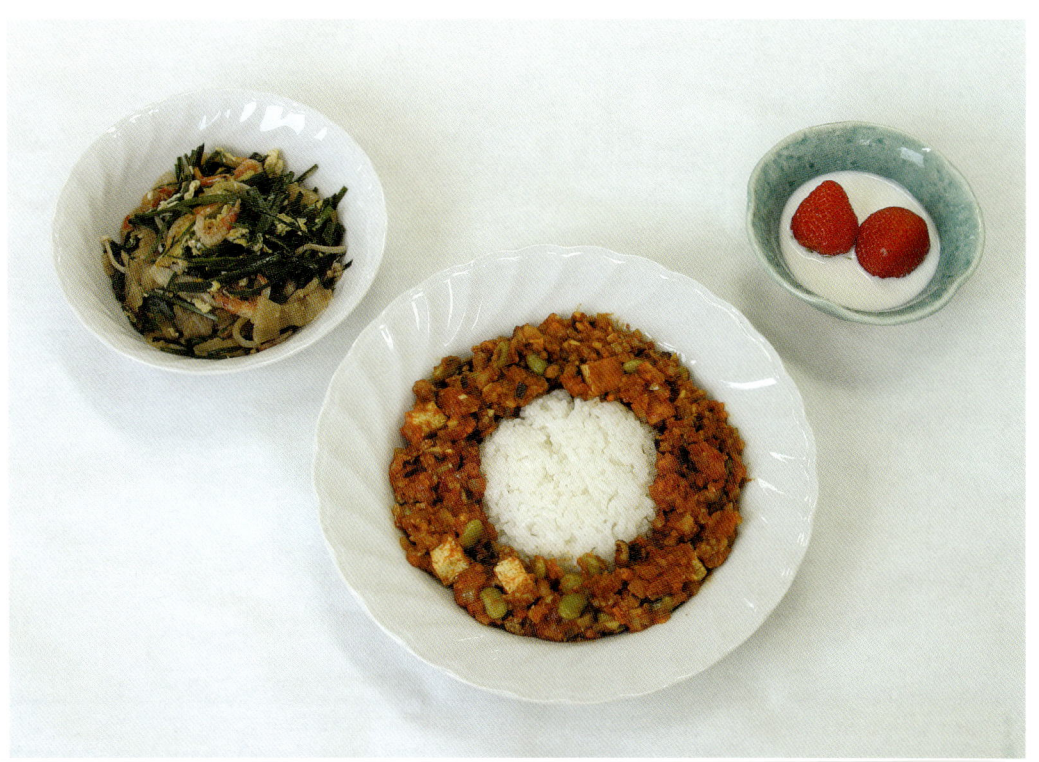

	1食の目安値	使用量(g)	蛋白質(g)	ビタミンB₁(mg)	ビタミンB₂(mg)	ナイアシン(mg)	ビタミンD(μg)	鉄(mg)	ビタミンA(μg)	ビタミンC(mg)	カリウム(mg)	カルシウム(mg)	リン(mg)	食物繊維(g)	炭水化物(g)	脂質(g)	エネルギー(kcal)
		−	30.0	0.40	0.50	6.0	2.0	4.0	210	40	1300	300	400	10.0	84	16	600
赤群	削り節	3	2.3	0.01	0.02	1.1	0.1	0.3	1	0	24	1	20	0	0	0	11
	しらす干し・微乾燥	2	0.5	0	0	0.1	0.9	0	3	0	4	4	9	0	0	0	2
	桜えび・素干し	5	3.2	0.01	0.01	0.3	0	0.2	0	0	60	100	60	0	0	0	16
	生揚げ(厚揚げ)・油抜き**	30	3.2	0.02	0.01	0	0	0.8	0	0	36	72	45	0.2	0	3	39
	大豆・茹	20	3.2	0.04	0.02	0.1	0	0.4	0	0	114	14	38	1.4	2	2	36
	豚ひき肉	30	5.6	0.19	0.07	1.7	0.2	0.3	4	1	93	2	51	0	0	5	66
	鶏卵	20	2.5	0.01	0.09	0	0.4	0.4	30	0	26	10	36	0	0	2	30
	加工乳・低脂肪	100	3.8	0.04	0.18	0.1	0	0.1	13	0	190	130	90	0	6	1	46
青群	にら	40	0.7	0.02	0.05	0.2	0	0.3	116	8	204	19	12	1.1	2	0	8
	人参・茹	8	0	0	0	0	0	0	58	0	19	2	2	0.2	1	0	3
	トマト・ホール缶詰	100	0.9	0.06	0.03	0.6	0	0.4	47	10	240	9	26	1.3	4	0	20
	たまねぎ・茹	71	0.6	0.02	0.01	0.1	0	0.1	0	4	78	13	18	1.2	5	0	22
	切干し大根・戻*5倍	25	0.3	0.02	0.01	0.2	0	0.5	0	0	160	27	11	1.0	3	0	14
	しょうが	5	0	0	0	0	0	0	0	0	14	1	1	0.1	0	0	2
	にんにく	5	0.3	0.01	0	0	0	0	0	1	27	1	8	0.3	1	0	7
	いちご	50	0.5	0.02	0.01	0.2	0	0.2	1	31	85	9	16	0.7	4	0	17
	えのき茸	20	0.5	0.05	0.03	1.4	0.2	0.2	0	0	68	0	22	0.8	2	0	4
	干し椎茸・茹	17	0.5	0.01	0.04	0.3	0.3	0.1	0	0	37	1	7	1.3	3	0	7
黄群	精白米・めし	130	3.3	0.03	0.01	0.3	0	0.1	0	0	38	4	44	0.4	48	0	218
	しそ油	3	0	0	0	0	0	0	0	0	0	0	0	0	0	3	28
	カレー粉	2	0.3	0.01	0.01	0.1	0	0.6	1	0	34	11	8	0.7	1	0	8
	赤ワイン	15	0	0	0	0	0	0.1	0	0	17	1	2	0	0	0	11
	赤群 合計	210	24.2	0.33	0.38	3.4	1.6	2.4	50	1	548	334	350	1.6	8	12	246
	青群 合計	341	4.4	0.21	0.19	3.1	0.5	1.8	221	53	932	81	122	8.0	25	1	104
	黄群 合計	150	3.5	0.03	0.02	0.4	0	0.8	1	0	88	16	54	1.1	50	4	265
	総 合 計	701	32.1	0.57	0.59	6.9	2.1	5.0	272	54	1567	430	526	10.7	83	17	615

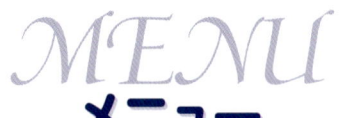

※調理前の重量です

	赤 群 魚・豆・肉・卵・乳	青 群 野菜・果物・海藻・茸	黄 群 穀類・芋・アルコール・油
生揚げの キムチ炒め	生揚げ　　50g 豚もも肉　30g	白菜キムチ　50g にら　　　　20g 長ねぎ　　　15g しめじ　　　20g	しそ油　　　3g 塩、コショウ　少々
納豆	納豆　　　25g 削り節　　　1g しらす干し　1g	オクラ　　　5g	醤油(タレ)
アスパラガスの お浸し	削り節　　　2g	アスパラガス　50g 人参　　　　20g	醤油　　　少々
炒り煮干し 炒り大豆	煮干し　　　5g 炒り大豆　　5g		
果物		キウイフルーツ　70g	
ごはん			ごはん　　160g

栄養素：蛋白質、ビタミンB₁、ビタミンB₂、ナイアシン、ビタミンD、鉄、ビタミンA、ビタミンC、カリウム、カルシウム、リン、食物繊維、炭水化物、脂質、エネルギー

【作り方】

生揚げのキムチ炒め
1．生揚げ、豚肉は一口大に切る。
2．長ねぎは斜めうす切り、にらは4～5センチ長さに切る。
　　しめじは石づきを取って房をはずす。
3．フライパンにしそ油を敷き、豚肉を炒め色が変わったら、残りの材料を入れ炒める。
　　塩気が足りない時は、塩、コショウで調味する。

納豆
1．納豆にオクラの輪切り、しらす干し、削り節、タレを加える。

アスパラガスのお浸し
1．人参は4～5センチ長さの拍子木切りにする。
2．アスパラは色よく茹で、4～5センチ長さに切る。
3．1と2を合わせて盛り、削り節を上からかけ醤油でいただく。

炒り煮干しと炒り大豆
1．大豆は一晩水に浸す。戻ったらキッチンペーパー等で水気をよくふき取り、平らな
　　皿に並べ電子レンジで3～6分位、様子を見ながらカリッとなるまで加熱する。
　　（機種によって違うので）
2．煮干しも、電子レンジで1分位、カリッとなるまで加熱する。

> 白菜キムチは、塩漬け以上にカリウム、ビタミンB2を多く含有しています。
> キムチには、唐辛子、にんにくなどが加えられるためです。
> 白菜の多く出回る時期に、キムチ漬けに挑戦してみてはいかがでしょうか？

春

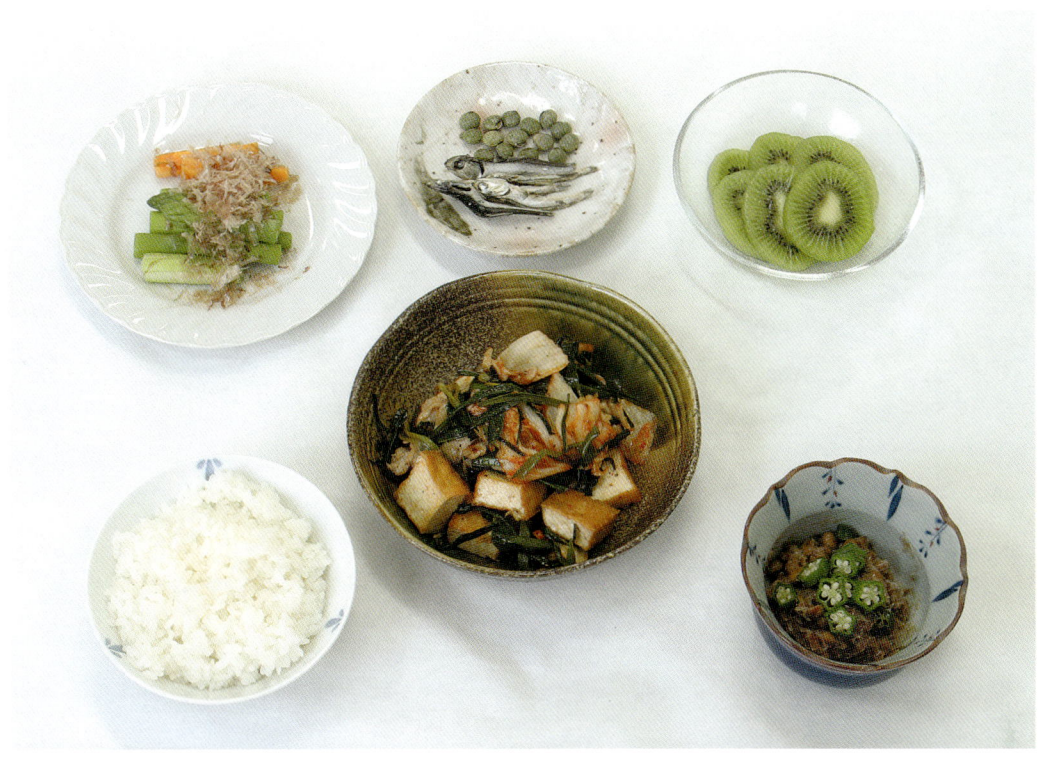

1食の目安値	使用量(g)	蛋白質(g)	ビタミンB₁(mg)	ビタミンB₂(mg)	ナイアシン(mg)	ビタミンD(μg)	鉄(mg)	ビタミンA(μg)	ビタミンC(mg)	カリウム(mg)	カルシウム(mg)	リン(mg)	食物繊維(g)	炭水化物(g)	脂質(g)	エネルギー(kcal)
	−	30.0	0.40	0.50	6.0	2.0	4.0	210	40	1300	300	400	10.0	84	16	600

群	食品	使用量	蛋白質	B₁	B₂	ナイアシン	D	鉄	A	C	K	Ca	P	繊維	炭水	脂質	kcal
赤群	煮干し(いりこ)	5	3.2	0.01	0.01	0.8	0.9	0.9	0	0	60	110	75	0	0	0	17
	削り節	3	2.3	0.01	0.02	1.1	0.1	0.3	1	0	24	1	20	0	0	0	11
	しらす干し・微乾燥	1	0.2	0	0	0	0.5	0	1	0	2	2	5	0	0	0	1
	生揚げ(厚揚げ)・油抜き**	50	5.4	0.04	0.02	0.1	0	1.3	0	0	60	120	75	0.4	0	5	65
	糸引き納豆	25	4.1	0.02	0.14	0.3	0	0.8	0	0	165	23	48	1.7	3	3	50
	大豆・乾	5	1.8	0.04	0.02	0.1	0	0.5	0	0	95	12	29	0.9	1	1	21
	豚もも・赤肉	30	6.6	0.29	0.07	2.0	0	0.3	1	0	111	1	66	0	0	1	38
青群	にら	20	0.3	0.01	0.03	0.1	0	0.1	58	4	102	10	6	0.5	1	0	4
	人参・茹	17	0.1	0.01	0.01	0.1	0	0	122	0	41	5	4	0.5	2	0	7
	オクラ	5	0.1	0	0	0	0	0	3	1	13	5	3	0.3	0	0	2
	アスパラガス・茹	50	1.3	0.07	0.07	0.6	0	0.3	15	8	130	10	31	1.1	2	0	12
	長ねぎ	15	0.1	0.01	0.01	0.1	0	0	0	2	27	5	4	0.3	1	0	4
	キムチ	50	1.4	0.03	0.07	0.4	0	0.3	9	12	170	24	28	1.4	4	0	23
	キウイフルーツ	70	0.7	0.01	0.01	0.2	0	0.2	4	48	203	23	22	1.8	9	0	37
	ぶなしめじ	20	0.5	0.03	0.03	1.3	0.4	0.1	0	1	76	0	20	0.7	1	0	4
黄群	精白米・めし	160	4.0	0.03	0.02	0.3	0	0.2	0	0	46	5	54	0.5	59	0	269
	しそ油	3	0	0	0	0	0	0	0	0	0	0	0	0	0	3	28
	赤群 合計	119	23.6	0.40	0.26	4.4	1.5	4.0	3	0	517	269	318	2.9	5	10	203
	青群 合計	247	4.6	0.16	0.23	2.8	0.4	1.1	212	76	762	81	118	6.5	21	0	92
	黄群 合計	163	4.0	0.03	0.02	0.3	0	0.2	0	0	46	5	54	0.5	59	3	296
	総 合 計	529	32.2	0.59	0.51	7.5	2.0	5.3	215	76	1326	355	490	9.9	85	13	591

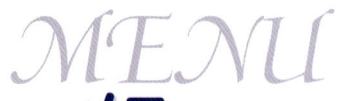

MENU メニュー

※調理前の重量です

⑫

	赤 群 魚・豆・肉・卵・乳	青 群 野菜・果物・海藻・茸	黄 群 穀類・芋・アルコール・油
オムレツ	卵　　　　　　50g スキムミルク　4g	ひじき（乾）　4g	しそ油　　3g
豆腐スープ	木綿豆腐　　80g 煮干し　　　4g	チンゲン菜　　85g えのき茸　　　10g 刻み昆布（乾）　5g 干し椎茸（乾）　5g	醤油　　　　適宜 塩、コショウ　少々
サラダ	かつおフレーク 30g ボンレスハム　12g	オータムポエム　50g トマト　　　　30g レタス　　　　30g きゅうり　　　15g にんにく　　　5g	醤油　　　　適宜
デザート	ヨーグルト　30g	キウイフルーツ　70g	
ごはん			ごはん　　150g

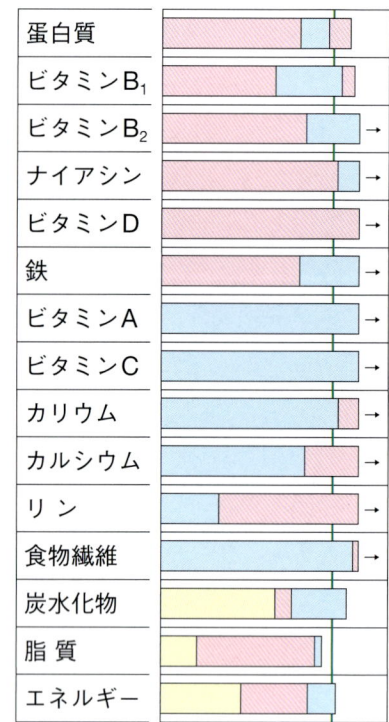

【作り方】

オムレツ
1．卵にスキムミルクを入れよくかき混ぜ溶かす。
2．ひじきは戻してから、サッと茹でる。
3．フライパンにしそ油をひき、卵を流し入れ中央にひじきを入れ包む。

豆腐スープ
1．煮干しはミキサーで粉にする。
2．干し椎茸、刻み昆布は戻し、食べやすく切る。（戻し汁はとっておく。）
3．チンゲン菜、えのき茸も食べやすく切る。
4．鍋に椎茸の戻し汁と水、煮干しを入れ、材料を入れ煮る。味付けはお好みで。

サラダ
1．オータムポエムは色よく茹で、4～5センチ長さに切りそろえる。
2．トマトはくし型に切る。にんにくはおろす。きゅうりは斜めうす切りにする。
　　レタスは手で食べやすい大きさにちぎる。ハムは8等分に切る。
3．器に野菜を彩りよく盛り付け、中央にかつおフレークを盛る。
4．にんにく醤油でいただく。

デザート
1．キウイは皮をむき輪切りにし器に盛り、上からヨーグルトをかける。

チンゲン菜やオータムポエムは夏ならばつるむらさき、秋・冬ならば小松菜、ふだん草で代用できます。
キウイフルーツはビタミンC、カリウム、食物繊維に富んだ果物です。春はいちご・いよかん・はっさく、秋冬は柿・みかんで代用できますがカリウムがキウイフルーツより少ないので量を2割弱増やして食べましょう。

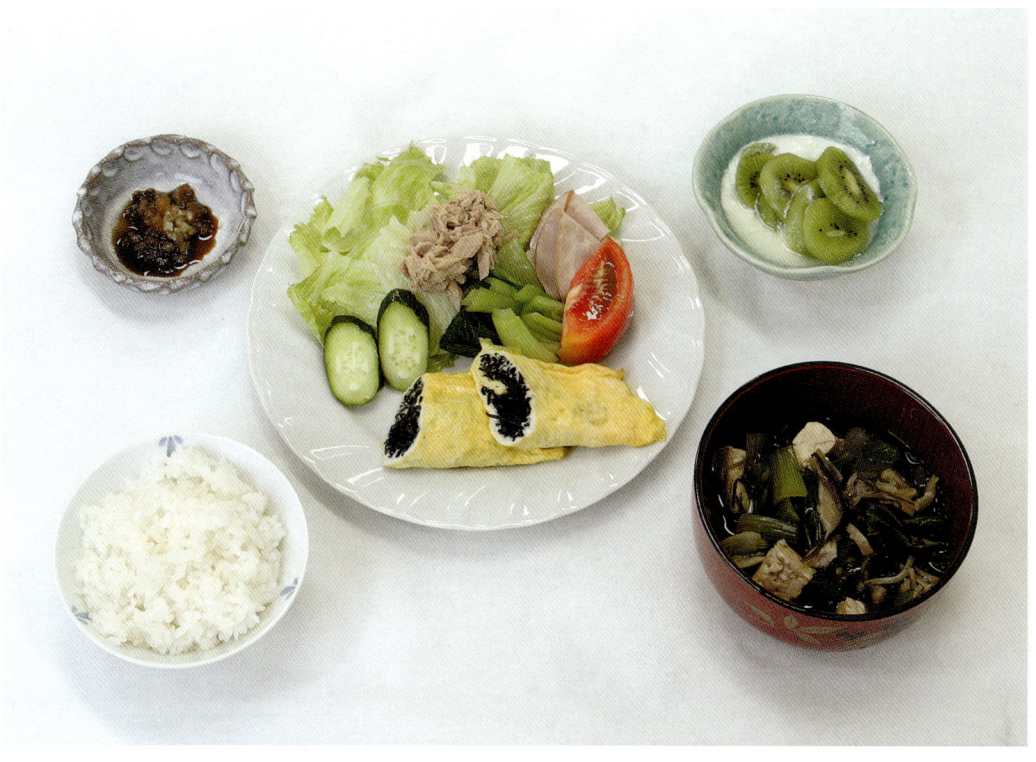

1食の目安値	使用量(g)	蛋白質(g)	ビタミンB₁(mg)	ビタミンB₂(mg)	ナイアシン(mg)	ビタミンD(μg)	鉄(mg)	ビタミンA(μg)	ビタミンC(mg)	カリウム(mg)	カルシウム(mg)	リン(mg)	食物繊維(g)	炭水化物(g)	脂質(g)	エネルギー(kcal)
	−	30.0	0.40	0.50	6.0	2.0	4.0	210	40	1300	300	400	10.0	84	16	600

		使用量	蛋白質	B₁	B₂	ナイアシン	D	鉄	A	C	K	Ca	P	繊維	炭水	脂質	kcal
赤群	煮干し（いりこ）	4	2.6	0	0	0.7	0.7	0.7	0	0	48	88	60	0	0	0	13
	かつお・味付けフレーク缶詰	30	5.5	0.04	0.04	4.5	2.7	0.8	0	0	84	9	57	0	3	1	42
	木綿豆腐	80	5.3	0.06	0.02	0.1	0	0.7	0	0	112	96	88	0.3	1	3	58
	ボンレスハム	12	2.2	0.11	0.03	0.8	0.1	0.1	0	6	31	1	41	0	0	0	14
	鶏卵	50	6.2	0.03	0.22	0.1	0.9	0.9	75	0	65	26	90	0	0	5	76
	ヨーグルト・無糖	30	1.1	0.01	0.04	0	0	0	10	0	51	36	30	0	1	1	19
	脱脂粉乳	4	1.4	0.01	0.06	0	0	0	0	0	72	44	40	0	2	0	14
青群	チンゲン菜	85	0.5	0.03	0.06	0.3	0	0.9	145	20	221	85	23	1.0	2	0	8
	なばな・洋種・茹	30	1.1	0.02	0.04	0.2	0	0.2	69	17	63	29	21	1.2	2	0	9
	トマト	30	0.2	0.02	0.01	0.2	0	0.1	14	5	63	2	8	0.3	1	0	6
	レタス	30	0.2	0.02	0.01	0.1	0	0.1	6	2	60	6	7	0.3	1	0	4
	きゅうり	15	0.2	0	0	0	0	0	4	2	30	4	5	0.2	0	0	2
	にんにく	5	0.3	0.01	0	0	0	0	0	1	27	1	8	0.3	1	0	7
	キウイフルーツ	70	0.7	0.01	0.01	0.2	0	0.2	4	48	203	23	22	1.8	9	0	37
	刻み昆布・戻*5.7倍	28	0.3	0.01	0.01	0.1	0	0.4	0	0	403	46	15	1.9	2	0	5
	ひじき・戻*7倍	28	0.4	0.01	0.04	0.1	0	2.2	11	0	176	56	4	1.7	2	0	5
	干し椎茸・茹	28	0.9	0.02	0.06	0.6	0.5	0.1	0	0	62	1	12	2.1	5	0	12
	えのき茸	10	0.3	0.02	0.02	0.7	0.1	0.1	0	0	34	0	11	0.4	1	0	2
黄群	精白米・めし	150	3.8	0.03	0.02	0.3	0	0.2	0	0	44	5	51	0.5	56	0	252
	しそ油	3	0	0	0	0	0	0	0	0	0	0	0	0	0	3	28
	赤群合計	210	24.2	0.26	0.42	6.1	4.4	3.2	85	6	463	299	406	0.3	8	11	236
	青群合計	359	5.0	0.15	0.27	2.4	0.6	4.4	252	94	1341	252	135	11.2	27	1	96
	黄群合計	153	3.8	0.03	0.02	0.3	0	0.2	0	0	44	5	51	0.5	56	3	280
	総合計	722	32.9	0.45	0.71	8.8	5.0	7.8	337	100	1847	555	592	12.0	91	15	612

春 夏 秋 冬

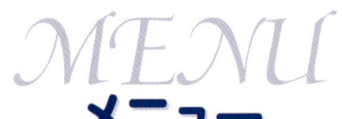

MENU メニュー

※調理前の重量です

⑬

	赤群 魚・豆・肉・卵・乳	青群 野菜・果物・海藻・茸	黄群 穀類・芋・アルコール・油
鶏肉の味噌焼き	鶏むね肉　40g	生椎茸　15g	下味(味噌、酒、みりん)　適宜
パンプキン スープ	低脂肪乳　100g	かぼちゃ　80g たまねぎ　30g パセリ　5g	コンソメ、塩、コショウ　少々
小松菜の辛子和え	ボンレスハム　8g しらす干し　3g	小松菜　50g こんにゃく　15g	薄口醤油　3g 粉辛子、砂糖　適宜
がんもどきの煮物	がんもどき　50g 大豆(茹)　15g	人参　20g ごぼう　20g 干し椎茸(乾)　5g	里芋　40g めんつゆ　適宜 しそ油　3g
果物		グレープフルーツ　100g	
ごはん			ごはん　120g

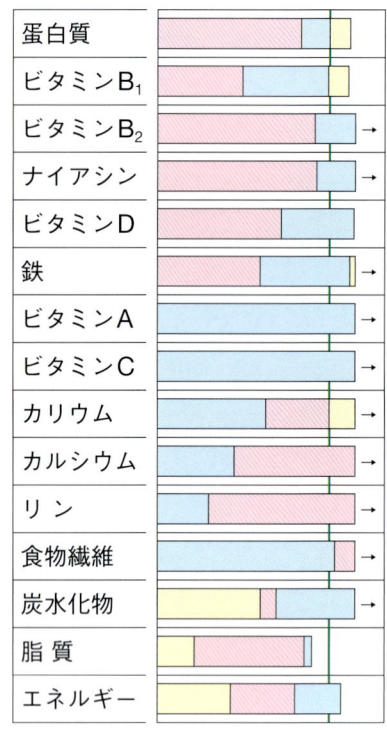

【作り方】

鶏肉の味噌焼き
1. 鶏肉に下味をつけ、30〜40分おく。グリル又はオーブンなどで焼く。
2. 生椎茸は軽く焦げ目がつくように両面を軽く焼く。

パンプキンスープ
1. かぼちゃは種を取り、一口大に切る。たまねぎはうすくスライスする。
2. 鍋にひたひたの水と1を入れ、柔らかくなるまで煮る。汁ごとミキサーにかけドロドロ状にする。
3. 2と低脂肪乳を混ぜ火にかけ、コンソメ、塩、コショウで調味し、パセリのみじん切りをちらす。

小松菜の辛子和え
1. 小松菜は色よく茹で3〜4センチに切る。
2. こんにゃくは短冊切りにし茹で、冷ましておく。
3. ハムは2等分し、1センチ幅に切る。
4. すべての材料を合わせ、からし、醤油で和える。

がんもどきの煮物
1. ごぼう、人参はささがきにする。里芋は皮をむき一口大に切る。
2. 干し椎茸は戻し、石づきを取り4等分に切る。(戻し汁はとっておく。)
3. 鍋に椎茸と戻し汁、ごぼう、人参、ひたひたの水を入れ煮ていき、里芋を入れめんつゆを少量入れる(ぬめり泡防止)
4. 次に、半分に切ったがんもどき、大豆を加え、全体が煮えてきたら味を調え、しそ油をまわし入れる。

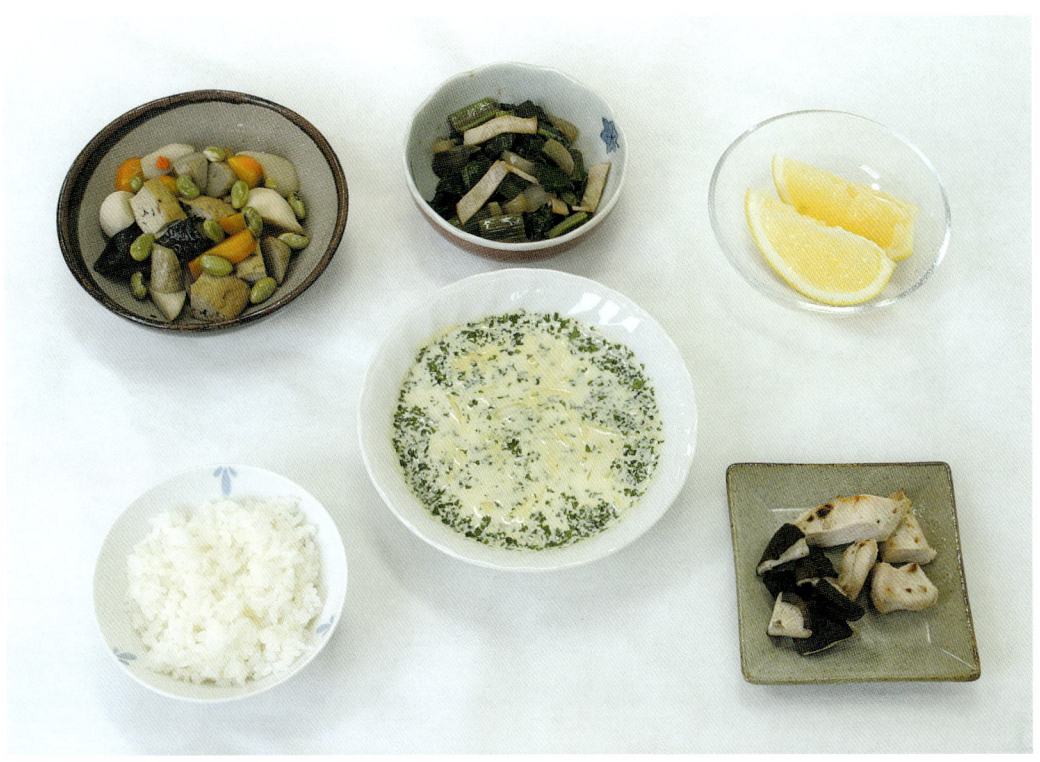

春　秋

	使用量(g)	蛋白質(g)	ビタミンB₁(mg)	ビタミンB₂(mg)	ナイアシン(mg)	ビタミンD(μg)	鉄(mg)	ビタミンA(μg)	ビタミンC(mg)	カリウム(mg)	カルシウム(mg)	リン(mg)	食物繊維(g)	炭水化物(g)	脂質(g)	エネルギー(kcal)
1食の目安値	−	30.0	0.40	0.50	6.0	2.0	4.0	210	40	1300	300	400	10.0	84	16	600

群	食品	使用量	蛋白質	B₁	B₂	ナイアシン	D	鉄	A	C	K	Ca	P	繊維	炭水化物	脂質	kcal
赤群	しらす干し・微乾燥	3	0.7	0	0	0.1	1.4	0	4	0	6	6	14	0	0	0	3
	がんもどき・油抜き**	50	7.7	0.02	0.20	0.1	0	1.8	0	0	40	135	100	0.7	1	7	96
	大豆・茹	15	2.4	0.03	0.01	0.1	0	0.3	0	0	86	11	29	1.1	1	1	27
	若鶏むね・皮無	40	8.9	0.03	0.04	4.6	0	0.1	3	1	140	2	80	0	0	1	43
	ボンレスハム	8	1.5	0.07	0.02	0.5	0	0.1	0	4	21	1	27	0	0	0	9
	加工乳・低脂肪	100	3.8	0.04	0.18	0.1	0	0.1	13	0	190	130	90	0	6	1	46
青群	西洋かぼちゃ・茹	80	1.3	0.06	0.06	1.2	0	0.4	264	26	344	11	34	3.3	17	0	74
	小松菜・茹	44	0.7	0.02	0.03	0.1	0	0.9	114	9	62	66	20	1.1	1	0	7
	人参・茹	17	0.1	0.01	0.01	0.1	0	0	122	0	41	5	4	0.5	2	0	7
	パセリ	5	0.2	0.01	0.01	0.1	0	0.4	31	6	50	15	3	0.3	2	0	2
	たまねぎ・茹	26	0.2	0.01	0	0	0	0.1	0	1	29	5	7	0.4	2	0	8
	ごぼう・茹	18	0.3	0.01	0	0	0	0.1	0	0	38	9	8	1.1	2	0	10
	グレープフルーツ	100	0.9	0.07	0.03	0.3	0	0	0	36	140	15	17	0.6	10	0	38
	こんにゃく	15	0	0	0	0	0	0.1	0	0	5	6	1	0.3	0	0	1
	干し椎茸・茹	28	0.9	0.02	0.06	0.6	0.5	0.1	0	0	62	1	12	2.1	5	0	12
	生椎茸	15	0.5	0.02	0.03	0.6	0.3	0	0	2	42	0	11	0.5	1	0	3
黄群	精白米・めし	120	3.0	0.02	0.01	0.2	0	0.1	0	0	35	4	41	0.4	45	0	202
	里芋・水煮	40	0.6	0.02	0.01	0.3	0	0.2	0	2	224	6	19	1.0	5	0	24
	しそ油	3	0	0	0	0	0	0	0	0	0	0	0	0	0	3	28
	赤群合計	216	25.0	0.20	0.46	5.5	1.4	2.4	20	5	483	284	340	1.8	8	10	225
	青群合計	348	5.0	0.20	0.24	3.0	0.8	2.1	532	80	811	133	117	10.3	40	1	162
	黄群合計	163	3.6	0.05	0.02	0.6	0	0.3	0	2	259	9	60	1.3	50	3	253
	総合計	727	33.6	0.44	0.72	9.1	2.3	4.7	552	87	1553	426	517	13.4	98	14	639

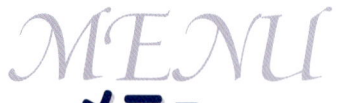

※調理前の重量です

⑭	赤 群 魚・豆・肉・卵・乳	青 群 野菜・果物・海藻・茸	黄 群 穀類・芋・アルコール・油
白身魚のムニエル ブロッコリー添え	メルルーサ 40g 生揚げ 12g	ブロッコリー 40g	小麦粉 適宜 塩、コショウ 少々 しそ油 4g
炒り煮干し	煮干し 5g		
野菜サラダ	鶏ささみ 18g ゆで卵 20g	かぼちゃ 70g チンゲン菜 40g 人参 15g たまねぎ 10g	お好みの ドレッシングなどで
果物		キウイフルーツ 70g	
きな粉ミルク	牛乳 130g きな粉 8g		
ライ麦パン			ライ麦パン 70g

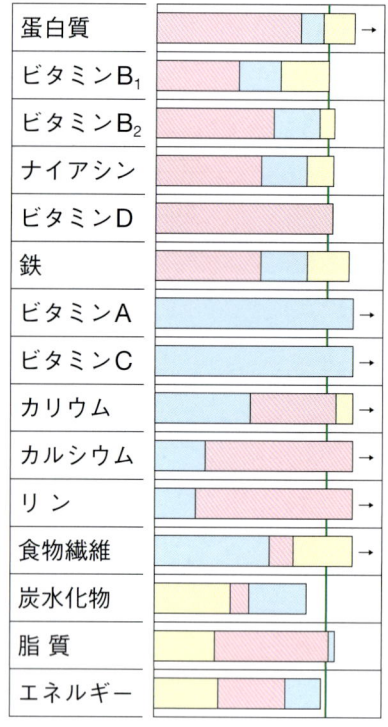

【作り方】

白身魚のムニエルブロッコリー添え
1．メルルーサに塩、コショウで下味をつける。
2．1に小麦粉をまぶし、フライパンにしそ油をひき両面を焼く。生揚げも両面を焼く。
3．ブロッコリーは色よく茹で、適当な大きさに切った生揚げと合わせ、魚に添える。

炒り煮干し
1．煮干しは電子レンジに40秒～1分ほどかけカリッとさせる。

野菜サラダ
1．鶏ささみは蒸して裂いておく。かぼちゃは一口大に切り、蒸す。
　　たまねぎはうすくスライスし水にさらす。
2．チンゲン菜はサッと茹で3～4センチの長さに切る。
　　人参はうすくいちょう切りにし、サッと茹でる。
3．器に具材を彩りよく盛りつけ、お好みのドレッシングなどで食べる。

> きな粉はたんぱく質、カリウム、鉄に富んだ食材です。
> 乾燥大豆などでも栄養価はほぼ同様です。

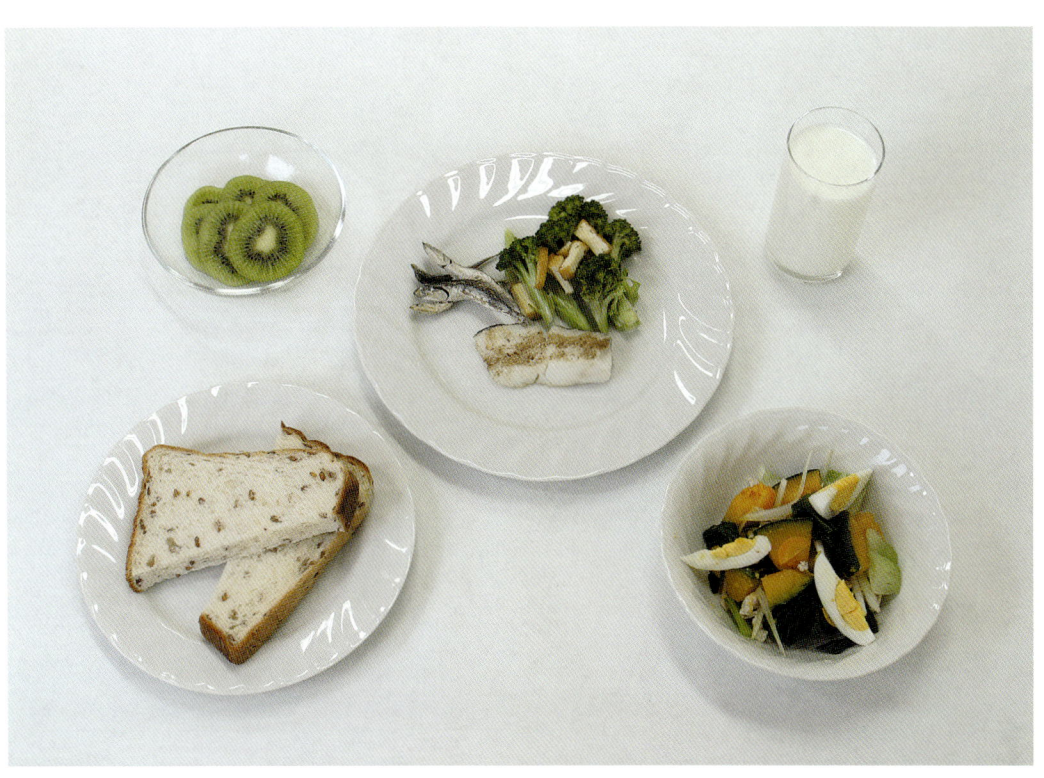

1食の目安値	使用量(g)	蛋白質(g)	ビタミンB₁(mg)	ビタミンB₂(mg)	ナイアシン(mg)	ビタミンD(μg)	鉄(mg)	ビタミンA(μg)	ビタミンC(mg)	カリウム(mg)	カルシウム(mg)	リン(mg)	食物繊維(g)	炭水化物(g)	脂質(g)	エネルギー(kcal)
	−	30.0	0.40	0.50	6.0	2.0	4.0	210	40	1300	300	400	10.0	84	16	600

赤群
メルルーサ	40	6.8	0.04	0.02	0.4	0.4	0.1	2	0	128	5	60	0	0	0	31
煮干し（いりこ）	5	3.2	0.01	0.01	0.8	0.9	0.9	0	0	60	110	75	0	0	0	17
生揚げ（厚揚げ）・油抜き**	12	1.3	0.01	0	0	0	0.3	0	0	14	29	18	0.1	0	1	16
きな粉・全粒大豆	8	2.8	0.06	0.02	0.1	0	0.7	0	0	152	20	42	1.4	2	2	35
若鶏ささ身	18	4.1	0.02	0.02	2.1	0	0	1	0	76	1	40	0	0	0	19
鶏卵・茹	20	2.6	0.01	0.08	0	0.4	0.4	28	0	24	10	36	0	0	2	31
普通牛乳	130	4.3	0.05	0.20	0.1	0.4	0	49	1	195	143	121	0	6	5	87

青群
西洋かぼちゃ	70	1.3	0.05	0.06	1.1	0	0.4	231	30	315	11	30	2.5	14	0	64
ブロッコリー・茹	40	1.4	0.02	0.04	0.2	0	0.3	26	22	72	13	26	1.5	2	0	11
チンゲン菜・茹	28	0.3	0.01	0.01	0.1	0	0.2	62	4	70	34	8	0.4	1	0	3
人参	15	0.1	0.01	0.01	0.1	0	0	102	1	41	4	4	0.4	1	0	6
たまねぎ	10	0.1	0	0	0	0	0	0	1	15	2	3	0.2	1	0	4
キウイフルーツ	70	0.7	0.01	0.01	0.2	0	0.2	4	48	203	23	22	1.8	9	0	37

黄群
ライ麦パン	70	5.9	0.11	0.04	0.9	0	1.0	0	0	133	11	91	3.9	37	2	185
しそ油	4	0	0	0	0	0	0	0	0	0	0	0	0	0	4	37

赤群 合計	233	25.2	0.19	0.34	3.7	2.1	2.4	80	2	649	318	391	1.4	9	11	235
青群 合計	233	3.9	0.10	0.13	1.6	0	1.1	424	106	716	87	93	6.6	28	0	124
黄群 合計	74	5.9	0.11	0.04	0.9	0	1.0	0	0	133	11	91	3.9	37	6	222
総 合 計	540	34.9	0.40	0.52	6.2	2.1	4.5	505	107	1498	415	575	12.0	74	17	581

春 秋 冬

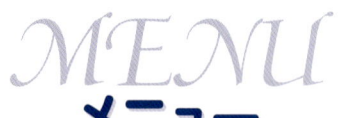

メニュー ⑮

※調理前の重量です

	赤 群 魚・豆・肉・卵・乳	青 群 野菜・果物・海藻・茸	黄 群 穀類・芋・アルコール・油
さんまと 刻み昆布の煮物	さんま　　　60g	刻み昆布(乾)　5g ごぼう　　　35g しょうが　　5g	酢　　　　　2g 酒　　　　　5g 三温糖　　　2g 薄口醤油　　4g
チンゲン菜の 蒸し煮	豚もも肉　　30g	チンゲン菜　90g 人参　　　　20g 長ねぎ　　　15g しょうが　　5g	塩、コショウ　少々 酒、だし汁　適宜
うち豆入り 味噌汁	煮干し　　　6g うち豆(乾)　5g	小松菜　　　30g	味噌　　　　8g 里芋　　　　70g
デザート	ヨーグルト　60g	いちご　　　30g	
ごはん			ごはん　　120g

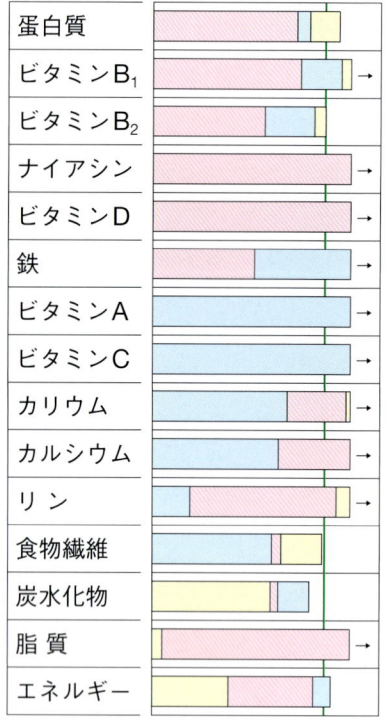

【作り方】

さんまと刻み昆布の煮物
1. 刻み昆布は水で戻し、4〜5センチ長さに切る。ごぼうはささがきにする。
2. さんまは頭と内臓を取る。
3. 鍋にさんまを並べ、しょうがのうす切り、ごぼう、刻み昆布、ひたひたの水、調味料を入れ落し蓋をし、じっくり煮込む。

チンゲン菜の蒸し煮
1. しょうがは針しょうがにする。人参はうすくいちょう切りにする。長ねぎは斜めうす切りにする。チンゲン菜は3〜4センチ長さに切る。
2. 豚肉は一口大に切る。
3. 鍋にしょうが、豚肉、人参、チンゲン菜を入れ酒とだし汁をひたひた位に加え蓋をして蒸し煮する。やわらかになったら長ねぎを加え、さらに蒸して仕上げる。塩、コショウまたはポン酢で食する。

うち豆入り味噌汁
1. 小松菜は色よく茹で3〜4センチ長さに切っておく。
2. 鍋に手で細かくした煮干しを入れ煮、里芋、うち豆を入れ煮ていく。味噌で調味し、最後に小松菜を放す。

春 冬

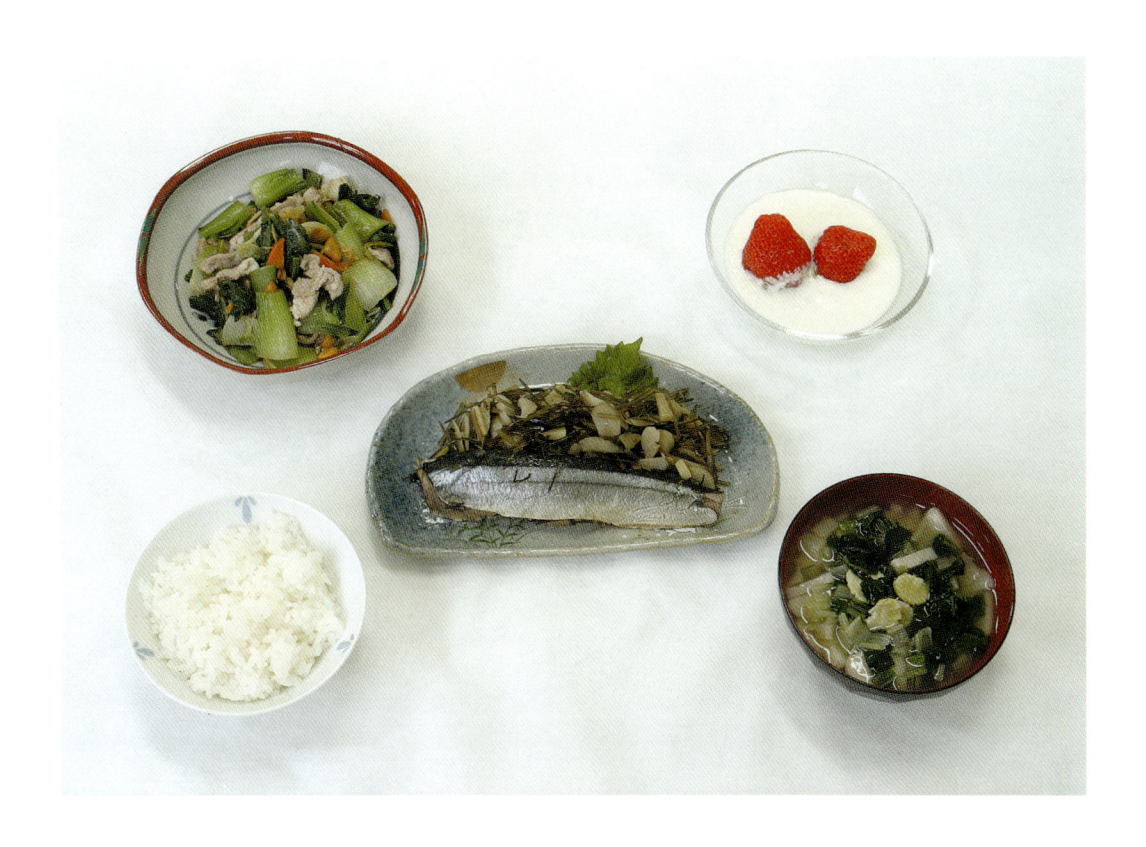

		使用量(g)	蛋白質(g)	ビタミンB₁(mg)	ビタミンB₂(mg)	ナイアシン(mg)	ビタミンD(μg)	鉄(mg)	ビタミンA(μg)	ビタミンC(mg)	カリウム(mg)	カルシウム(mg)	リン(mg)	食物繊維(g)	炭水化物(g)	脂質(g)	エネルギー(kcal)
	1食の目安値	−	30.0	0.40	0.50	6.0	2.0	4.0	210	40	1300	300	400	10.0	84	16	600
赤群	さんま	60	11.1	0.01	0.16	4.2	11.4	0.8	8	0	120	19	108	0	0	15	186
	煮干し(いりこ)	6	3.9	0.01	0.01	1.0	1.1	1.1	0	0	72	132	90	0	0	0	20
	大豆・茹	8	1.3	0.02	0.01	0	0	0.2	0	0	46	6	15	0.6	1	1	14
	豚もも・赤肉	30	6.6	0.29	0.07	2.0	0	0.3	1	0	111	1	66	0	0	1	38
	ヨーグルト・無糖	60	2.2	0.02	0.08	0.1	0	0	20	1	102	72	60	0	3	2	37
青群	チンゲン菜	90	0.5	0.03	0.06	0.3	0	1.0	153	22	234	90	24	1.1	2	0	8
	小松菜	30	0.5	0.03	0.04	0.3	0	0.8	78	12	150	51	14	0.6	1	0	4
	人参	20	0.1	0.01	0.01	0.1	0	0	136	1	54	5	5	0.5	2	0	7
	ごぼう・茹	31	0.5	0.01	0.01	0.1	0	0.2	0	0	65	15	14	1.9	4	0	18
	長ねぎ	15	0.1	0.01	0.01	0.1	0	0	0	2	27	5	4	0.3	1	0	4
	しょうが	10	0.1	0	0	0.1	0	0.1	0	0	27	1	3	0.2	1	0	3
	いちご	30	0.3	0.01	0.01	0.1	0	0.1	0	19	51	5	9	0.4	3	0	10
	刻み昆布・戻*5.7倍	28	0.3	0.01	0.01	0.1	0	0.4	0	0	403	46	15	1.9	2	0	5
黄群	精白米・めし	120	3.0	0.02	0.01	0.2	0	0.1	0	0	35	4	41	0.4	45	0	202
	里芋	70	1.1	0.05	0.01	0.7	0	0.4	0	4	448	7	39	1.6	9	0	41
	淡色辛みそ	8	1.0	0	0.01	0.1	0	0.3	0	0	30	8	14	0.4	2	0	15
	三温糖	2	0	0	0	0	0	0	0	0	0	0	0	0	2	0	8
	赤群 合計	164	25.0	0.34	0.32	7.3	12.5	2.4	29	1	451	230	339	0.6	4	19	296
	青群 合計	254	2.3	0.09	0.14	1.0	0	2.7	367	55	1011	218	87	6.9	15	0	60
	黄群 合計	200	5.1	0.08	0.03	1.1	0	0.8	0	4	513	19	93	2.4	57	1	265
	総 合 計	618	32.4	0.51	0.50	9.4	12.5	5.8	396	60	1975	467	519	9.8	76	20	621

MENU メニュー

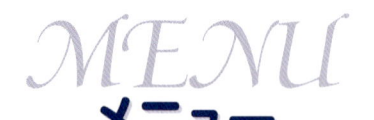

⑯

※調理前の重量です

	赤群 魚・豆・肉・卵・乳	青群 野菜・果物・海藻・茸	黄群 穀類・芋・アルコール・油
いわしの しそ巻き揚げ	いわし　　60g 卵白　　　8g	大根おろし　50g 青しそ　　　2g 梅肉　　　20g	片栗粉 大豆油　　　適量 醤油、酢(好みで)
ピーマンと 豚肉の炒め物	むき枝豆　35g 豚もも肉　20g	ピーマン 40g にんにく 2g しょうが 2g	しそ油　　　2g 塩、コショウ　少々
豆腐サラダ	木綿豆腐　40g 削り節　　2g ごま　　　1g えごま　　2g	つるむらさき　100g しめじ　　　35g	醤油、酢(好みで)
果物		キウイフルーツ　80g	
ごはん			ごはん　　140g

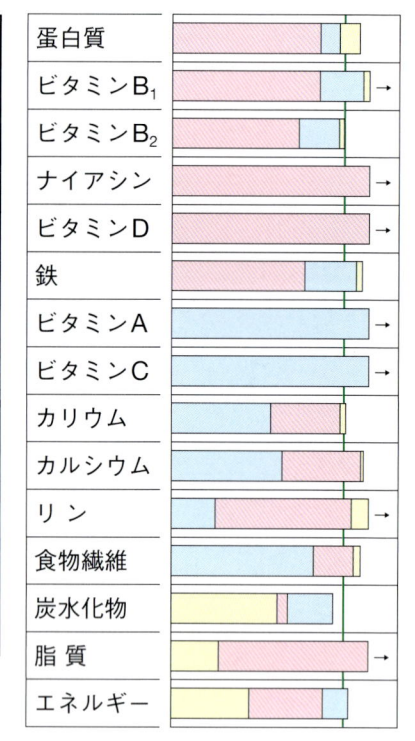

栄養素：蛋白質、ビタミンB₁、ビタミンB₂、ナイアシン、ビタミンD、鉄、ビタミンA、ビタミンC、カリウム、カルシウム、リン、食物繊維、炭水化物、脂質、エネルギー

【作り方】

いわしのしそ巻き揚げ
1. いわしは腹開きにしたものに、しその葉、梅肉をのせ、頭側から巻いて楊枝で止める。
2. 卵白は十分に泡立てる。
3. 1に卵白、片栗粉の順にまぶし、油で揚げる。大根おろしを添える。

ピーマンと豚肉の炒め物
1. にんにく、しょうがはみじん切り、ピーマンは種を取って細く切る。
2. 豚肉も細く切る。
3. フライパンににんにく、しょうが、豚肉、ピーマンを入れ少量の水を加え蓋をし、蒸し焼きにする。次にむき枝豆を加え、しそ油を回し入れ塩、コショウで調味する。

豆腐サラダ
1. つるむらさきは茹でて3～4センチ長さに切る。しめじはサッと茹でる。
2. 豆腐はさいの目に切る。
3. 器に1と2を盛り、削り節、ごまとえごまを上からかける。好みのタレでいただく。

つるむらさきは、小松菜、チンゲン菜で代用できます。
枝豆は、たくさん採れた時に茹でて冷凍しておけば、いつでも手軽に使えます。
カリウム、ビタミンB1、鉄が補給できます。

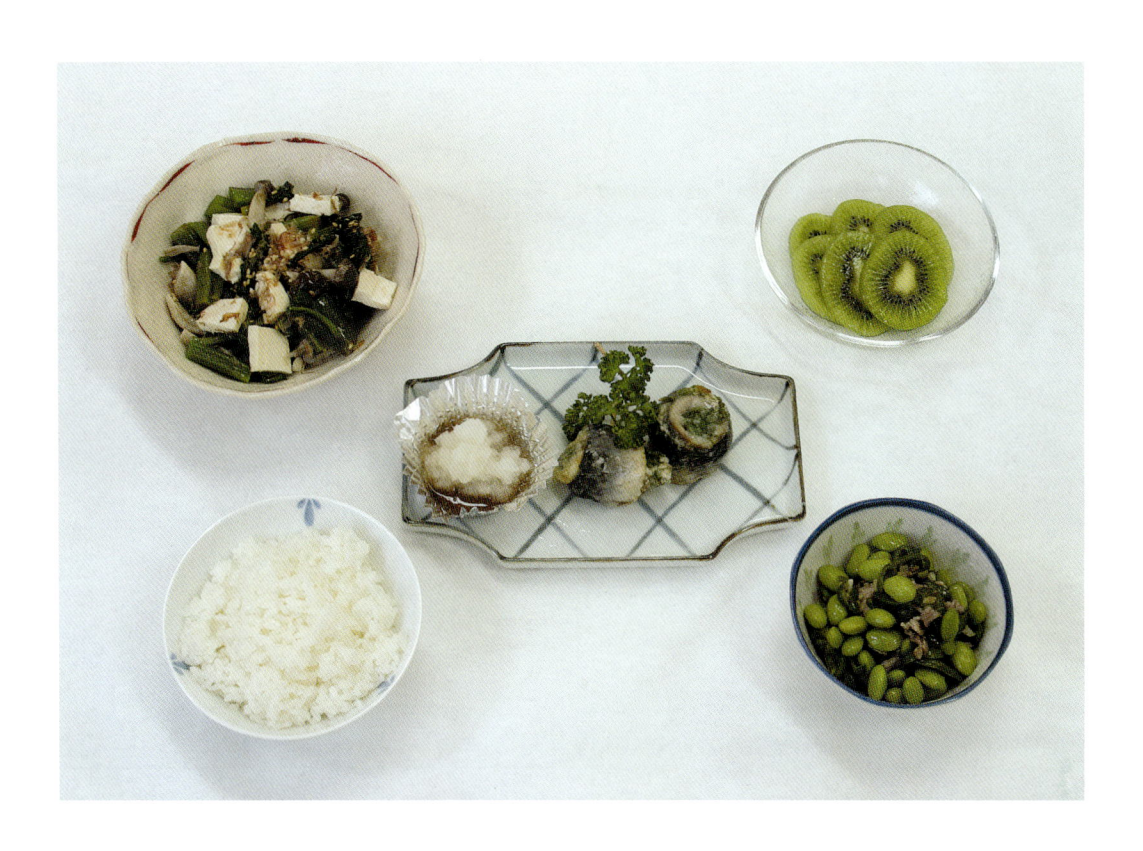

春 夏 秋 冬

	1食の目安値	使用量(g)	蛋白質(g)	ビタミンB₁(mg)	ビタミンB₂(mg)	ナイアシン(mg)	ビタミンD(μg)	鉄(mg)	ビタミンA(μg)	ビタミンC(mg)	カリウム(mg)	カルシウム(mg)	リン(mg)	食物繊維(g)	炭水化物(g)	脂質(g)	エネルギー(kcal)
		−	30.0	0.40	0.50	6.0	2.0	4.0	210	40	1300	300	400	10.0	84	16	600
赤群	いわし	60	11.9	0.02	0.22	4.9	6.0	1.1	24	0	186	42	138	0	0	8	130
	削り節	2	1.5	0.01	0.01	0.7	0.1	0.2	0	0	16	1	14	0	0	0	7
	木綿豆腐	40	2.6	0.03	0.01	0	0	0.4	0	0	56	48	44	0.2	1	2	29
	枝豆・茹	35	4.0	0.08	0.05	0.4	0	0.9	8	5	172	27	60	1.6	3	2	47
	えごま・乾	2	0.4	0.01	0.01	0.2	0	0.3	0	0	12	8	11	0.4	1	1	11
	ごま・炒り	1	0.2	0	0	0.1	0	0.1	0	0	4	12	6	0.1	0	1	6
	豚もも・赤肉	20	4.4	0.19	0.05	1.3	0	0.2	1	0	74	1	44	0	0	1	26
	卵白	8	0.8	0	0.03	0	0	0	0	0	11	0	1	0	0	0	4
青群	つるむらさき・茹	73	0.7	0.01	0.04	0.1	0	0.3	204	13	110	131	18	2.3	2	0	11
	しそ・葉	2	0.1	0	0.01	0	0	0	18	1	10	5	1	0.1	0	0	1
	大根	50	0.2	0.01	0.01	0.1	0	0.1	0	6	115	12	9	0.7	2	0	9
	青ピーマン	40	0.4	0.01	0.01	0.2	0	0.2	13	30	76	4	9	0.9	2	0	9
	しょうが	2	0	0	0	0	0	0	0	0	5	0	1	0	0	0	1
	にんにく	2	0.1	0	0	0	0	0	0	0	11	0	3	0.1	1	0	3
	梅干し・塩漬	20	0.2	0	0	0.1	0	0.2	1	0	88	13	4	0.7	2	0	7
	キウイフルーツ	80	0.8	0.01	0.02	0.2	0	0.2	5	55	232	26	26	2.0	11	0	42
	ぶなしめじ・茹	30	1.0	0.05	0.04	1.6	1.0	0.2	0	0	102	1	33	1.4	2	0	6
黄群	精白米・めし	140	3.5	0.03	0.01	0.3	0	0.1	0	0	41	4	48	0.4	52	0	235
	大豆油	2	0	0	0	0	0	0	0	0	0	0	0	0	0	2	18
	しそ油	2	0	0	0	0	0	0	0	0	0	0	0	0	0	2	18
	赤群 合計	168	25.9	0.35	0.37	7.6	6.1	3.1	34	5	531	139	317	2.3	5	14	259
	青群 合計	299	3.4	0.10	0.12	2.4	1.0	1.2	241	105	749	192	103	8.3	22	1	88
	黄群 合計	144	3.5	0.03	0.01	0.3	0	0.1	0	0	41	4	48	0.4	52	4	272
	総 合 計	611	32.8	0.47	0.50	10.3	7.1	4.4	275	110	1320	335	467	11.0	79	19	619

MENU メニュー

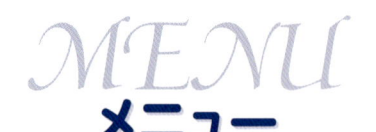

⑰

※調理前の重量です

	赤群 魚・豆・肉・卵・乳	青群 野菜・果物・海藻・茸	黄群 穀類・芋・アルコール・油
いわしの カレー揚げ	いわし　　　50g （三枚おろし）		カレー粉、片栗粉 塩、コショウ　適宜 大豆油　　　適量
納豆サラダ	納豆　　　　25g	つるむらさき　80g きゅうり　　　30g 人参　　　　　10g ひじき（乾）　2g	からし、醤油　少々
ポークビーンズ	大豆(茹)　　20g 豚もも肉　　20g	たまねぎ　　　50g トマト(完熟)　50g 人参　　　　　20g にんにく　　　3g 干し椎茸(乾)　2g	じゃが芋　　　30g ケチャップ　　10g 塩、コショウ、コンソメ 　　　　　　　少々 しそ油　　　　3g
デザート	ヨーグルト　70g	オレンジ　　　35g	
ごはん			ごはん　　　140g

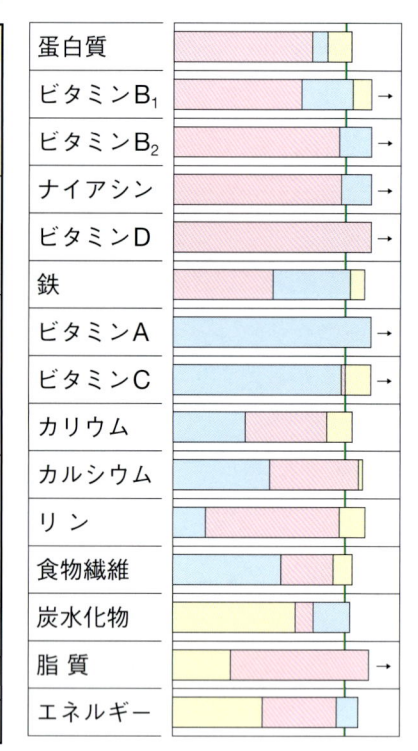

（栄養素グラフ：蛋白質、ビタミンB₁、ビタミンB₂、ナイアシン、ビタミンD、鉄、ビタミンA、ビタミンC、カリウム、カルシウム、リン、食物繊維、炭水化物、脂質、エネルギー）

【作り方】

いわしのカレー揚げ
1. 三枚におろしたいわしに塩、コショウをふり下味をつける。
2. 片栗粉とカレー粉を混ぜ合わせ、1にまぶし、油でカラッと揚げる。

納豆サラダ
1. つるむらさきは茹でて3～4センチ長さに切る。
2. きゅうりはせん切り。人参はせん切りし、サッと茹でる。ひじきは戻し、サッと茹でる。
3. 器につるむらさきを全体的に盛り、中央に2と納豆、醤油を混ぜ合わせたものを盛る。

ポークビーンズ
1. にんにくはみじん切り。たまねぎ、人参、じゃが芋、トマトは1センチ角切りにする。
　干し椎茸は戻し、1センチ角切りにする。（戻し汁はとっておく。）
2. 鍋にしそ油を熱しにんにく、豚肉、たまねぎを入れ炒める。
　次に、人参、椎茸（戻し汁も）を入れ煮、次にじゃが芋、トマトを入れやわらかくなるまで
　煮る。水気が足りない場合は、適宜水を足す。
3. 2にゆで大豆を加え、コンソメ、ケチャップ、塩、コショウで調味する。

豆類を使用する際は総量に注意が必要です。(蛋白質源として6g位で止めておきましょう)
ω6/ω3の比率を良くするために、ω3を多く含むしそ油を少量使用すると比率が良くなります。

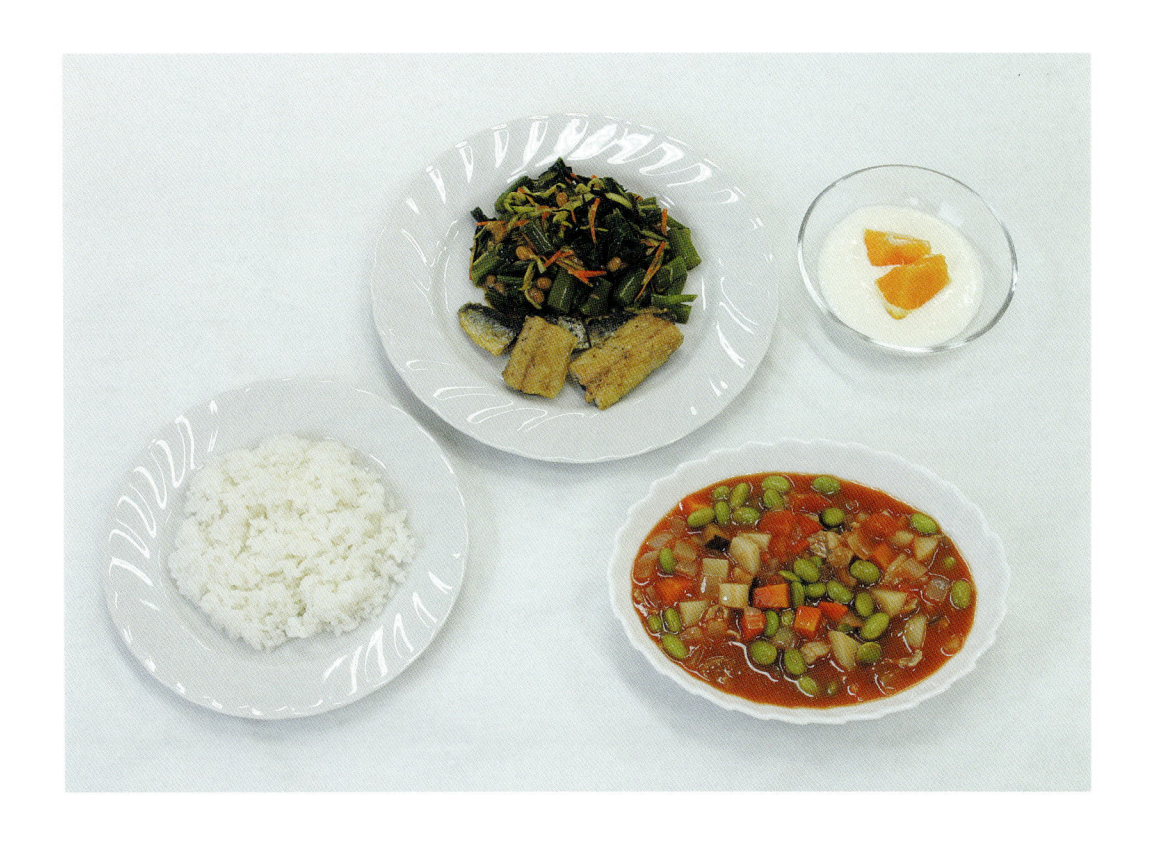

夏

1食の目安値	使用量(g)	蛋白質(g)	ビタミンB₁(mg)	ビタミンB₂(mg)	ナイアシン(mg)	ビタミンD(µg)	鉄(mg)	ビタミンA(µg)	ビタミンC(mg)	カリウム(mg)	カルシウム(mg)	リン(mg)	食物繊維(g)	炭水化物(g)	脂質(g)	エネルギー(kcal)
	-	30.0	0.40	0.50	6.0	2.0	4.0	210	40	1300	300	400	10.0	84	16	600

群	食品	使用量	蛋白質	B₁	B₂	ナイアシン	D	鉄	A	C	K	Ca	P	繊維	炭水	脂質	kcal
赤群	いわし	50	9.9	0.02	0.18	4.1	5.0	0.9	20	0	155	35	115	0	0	7	109
	糸引き納豆	25	4.1	0.02	0.14	0.3	0	0.8	0	0	165	23	48	1.7	3	3	50
	大豆・茹	20	3.2	0.04	0.02	0.1	0	0.4	0	0	114	14	38	1.4	2	2	36
	豚もも・赤肉	20	4.4	0.19	0.05	1.3	0	0.2	1	0	74	1	44	0	0	1	26
	ヨーグルト・無糖	70	2.5	0.03	0.10	0.1	0	0	23	1	119	84	70	0	3	2	43
青群	つるむらさき・茹	58	0.5	0.01	0.03	0.1	0	0.2	162	10	87	104	14	1.8	2	0	9
	人参・茹	25	0.2	0.01	0.01	0.1	0	0.1	180	1	60	8	6	0.8	2	0	10
	トマト	50	0.4	0.03	0.01	0.4	0	0.1	23	8	105	4	13	0.5	2	0	10
	たまねぎ・茹	44	0.4	0.01	0	0	0	0.1	0	2	48	8	11	0.7	3	0	14
	きゅうり	30	0.3	0.01	0.01	0.1	0	0.1	8	4	60	8	11	0.3	1	0	4
	にんにく	3	0.2	0.01	0	0	0	0	0	0	16	0	5	0.2	1	0	4
	バレンシアオレンジ	35	0.4	0.04	0.01	0.1	0	0.1	4	14	49	7	8	0.3	3	0	14
	ひじき・戻*7倍	14	0.2	0.01	0.02	0.1	0	1.1	5	0	88	28	2	0.9	2	0	3
	干し椎茸・茹	11	0.4	0.01	0.03	0.2	0.2	0	0	0	24	0	5	0.8	2	0	5
黄群	精白米・めし	140	3.5	0.03	0.01	0.3	0	0.1	0	0	41	4	48	0.4	52	0	235
	じゃが芋・水煮	30	0.5	0.02	0.01	0.2	0	0.1	0	6	102	1	8	0.5	5	0	22
	ケチャップ	10	0.2	0.01	0	0.1	0	0.1	6	1	47	2	4	0.2	3	0	12
	しそ油	3	0	0	0	0	0	0	0	0	0	0	0	0	0	3	28
	大豆油	2	0	0	0	0	0	0	0	0	0	0	0	0	0	2	18
	赤群 合計	185	24.2	0.30	0.48	5.9	5.0	2.3	44	1	627	156	315	3.1	9	14	264
	青群 合計	270	2.8	0.12	0.12	1.1	0.2	1.8	382	39	537	167	75	6.3	18	0	71
	黄群 合計	185	4.1	0.05	0.03	0.7	0	0.3	6	7	190	7	59	1.1	60	5	315
	総合計	640	31.1	0.47	0.63	7.6	5.2	4.4	431	47	1354	330	448	10.4	86	20	649

MENU メニュー

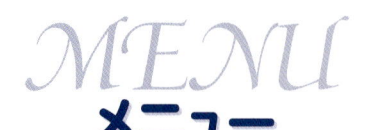

⑱

※調理前の重量です

	赤 群 魚・豆・肉・卵・乳	青 群 野菜・果物・海藻・茸	黄 群 穀類・芋・アルコール・油
めざし	めざし　　　　50g	大根おろし　　40g	
生揚げの 納豆和え	生揚げ　　　　30g 納豆　　　　　20g 削り節　　　　2g	オクラ　　　　30g 長ねぎ　　　　5g	醤油（タレ）
チンゲン菜の サラダ	豚もも肉　　　20g （薄切り）	チンゲン菜　　80g	ポン酢醤油　　適宜
ポテトの 卵とじ	卵　　　　　　20g ツナ缶　　　　10g （水煮）	たまねぎ　　　45g しめじ　　　　25g	じゃが芋　　　70g しそ油　　　　3g 塩、コショウ、コンソメ 少々
果物		キウイフルーツ 70g	
ごはん			ごはん　　　 130g

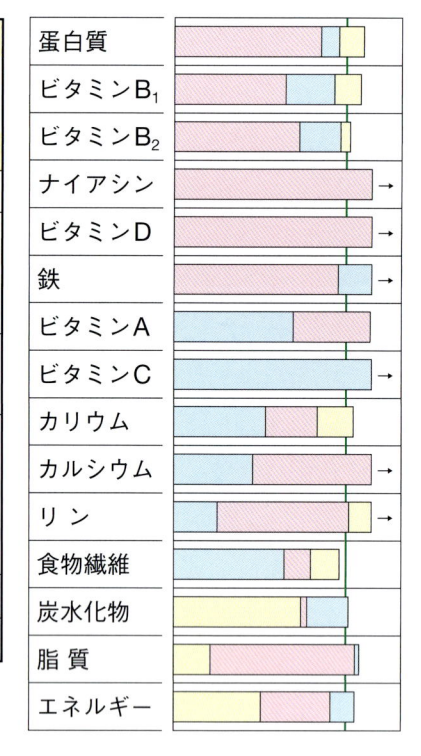

栄養素：蛋白質、ビタミンB₁、ビタミンB₂、ナイアシン、ビタミンD、鉄、ビタミンA、ビタミンC、カリウム、カルシウム、リン、食物繊維、炭水化物、脂質、エネルギー

【作り方】

生揚げの納豆和え
1. 生揚げは軽く表面をあぶり細かく切る。オクラ、長ねぎは小口切りにする。
2. 納豆にタレ、削り節を入れよく混ぜ、1の材料と和える。

チンゲン菜のサラダ
1. 豚肉はサッと茹でる。
2. チンゲン菜は色よく茹で、3～4センチ長さに切る。
3. 器に盛り付け、ポン酢醤油でいただく。

ポテトの卵とじ
1. たまねぎ、じゃが芋は皮をむきうすくスライスする。
2. フライパンに、たまねぎ、じゃが芋を入れ、次にひたひたの水を加え、芋がやわらかくなるまで煮る。
3. 2にしめじ、ツナ缶を加え、コンソメ、塩、コショウで調味し、しそ油を加え最後に溶き卵を加える。

> 頭から丸ごと食べられる魚はP/Caの比率もよいので大いに活用しましょう。

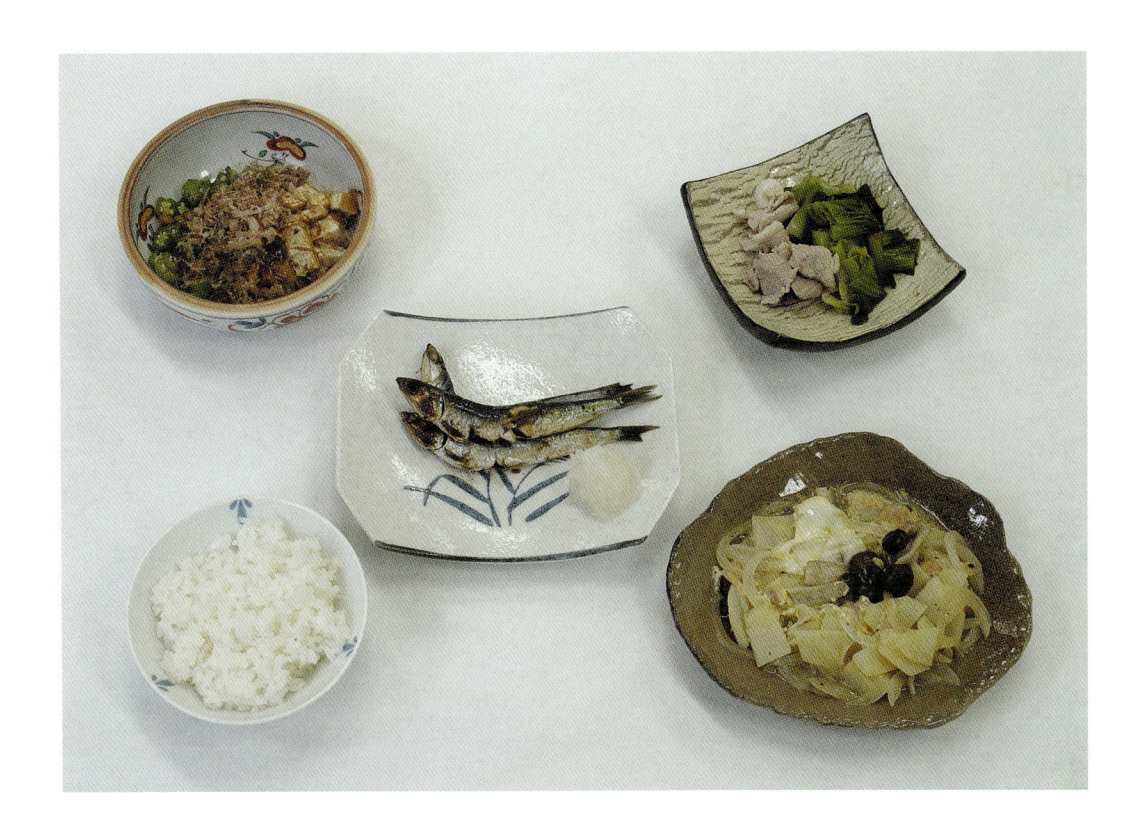

夏

1食の目安値	使用量(g)	蛋白質(g)	ビタミンB₁(mg)	ビタミンB₂(mg)	ナイアシン(mg)	ビタミンD(μg)	鉄(mg)	ビタミンA(μg)	ビタミンC(mg)	カリウム(mg)	カルシウム(mg)	リン(mg)	食物繊維(g)	炭水化物(g)	脂質(g)	エネルギー(kcal)
	−	30.0	0.40	0.50	6.0	2.0	4.0	210	40	1300	300	400	10.0	84	16	600

群	食品	使用量	蛋白質	B₁	B₂	ナイアシン	D	鉄	A	C	K	Ca	P	繊維	炭水	脂質	kcal
赤群	めざし・焼	37	8.8	0	0.10	4.5	4.1	1.6	63	0	81	118	107	0	0	6	90
	削り節	2	1.5	0.01	0.01	0.7	0.1	0.2	0	0	16	1	14	0	0	0	7
	まぐろ・水煮フレークホワイト缶詰	10	1.8	0.01	0	1.1	0.2	0.1	0	0	28	1	20	0	0	0	10
	生揚げ(厚揚げ)・油抜き**	30	3.2	0.02	0.01	0	0	0.8	0	0	36	72	45	0.2	0	3	39
	糸引き納豆	20	3.3	0.01	0.11	0.2	0	0.7	0	0	132	18	38	1.3	2	2	40
	豚もも・赤肉	20	4.4	0.19	0.05	1.3	0	0.2	1	0	74	1	44	0	0	1	26
	鶏卵	20	2.5	0.01	0.09	0	0.4	0.4	30	0	26	10	36	0	0	2	30
青群	チンゲン菜・茹	56	0.5	0.02	0.03	0.2	0	0.4	123	8	140	67	15	0.8	1	0	7
	オクラ・茹	30	0.6	0.03	0.03	0.2	0	0.2	18	2	84	27	17	1.6	2	0	10
	たまねぎ	45	0.5	0.01	0	0	0	0.1	0	4	68	9	15	0.7	4	0	17
	大根	40	0.2	0.01	0	0.1	0	0.1	0	4	92	9	7	0.5	2	0	7
	長ねぎ	5	0	0	0	0	0	0	0	1	9	2	1	0.1	0	0	1
	キウイフルーツ	70	0.7	0.01	0.01	0.2	0	0.2	4	48	203	23	22	1.8	9	0	37
	ぶなしめじ	25	0.7	0.04	0.04	1.7	0.6	0.1	0	2	95	0	25	0.9	1	0	5
黄群	精白米・めし	130	3.3	0.03	0.01	0.3	0	0.1	0	0	38	4	44	0.4	48	0	218
	じゃが芋・蒸	70	1.1	0.04	0.01	0.6	0	0.2	0	11	231	1	16	1.3	14	0	59
	しそ油	3	0	0	0	0	0	0	0	0	0	0	0	0	0	3	28
	赤群 合計	139	25.5	0.26	0.36	8.0	4.8	3.8	94	0	394	221	304	1.6	3	13	242
	青群 合計	271	3.1	0.11	0.12	2.4	0.6	1.0	145	69	691	138	102	6.4	20	0	83
	黄群 合計	203	4.3	0.06	0.03	0.8	0	0.3	0	11	269	5	60	1.7	62	3	305
	総 合 計	613	32.9	0.43	0.51	11.2	5.3	5.2	239	80	1353	364	466	9.6	85	17	630

MENU メニュー

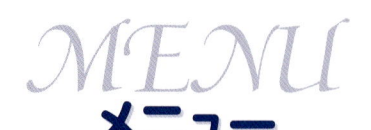

※調理前の重量です

⑲

	赤 群 魚・豆・肉・卵・乳	青 群 野菜・果物・海藻・茸	黄 群 穀類・芋・アルコール・油
生そば	かつお 10g （味付フレーク）	大根おろし 40g 長ねぎ 10g 刻み海苔 1g	生そば 200g めんつゆ、練りわさび 適宜
どじょうの 柳川風	どじょう 40g 卵 50g	長ねぎ 20g 人参 10g ごぼう 10g 根みつば 5g 生椎茸 10g	出汁、醤油、みりん 適宜 しそ油 3g
さやいんげんと トマトのサラダ	豚もも肉 30g （薄切り）	トマト 150g さやいんげん 40g しめじ 20g	酢醤油 等で
キウイフルーツ		キウイフルーツ 70g	

栄養素：蛋白質、ビタミンB₁、ビタミンB₂、ナイアシン、ビタミンD、鉄、ビタミンA、ビタミンC、カリウム、カルシウム、リン、食物繊維、炭水化物、脂質、エネルギー

【作り方】

生そば
1. そばは茹でておく。
2. 薬味に、刻みねぎ、刻み海苔、かつおフレーク、大根おろしを添える。

どじょうの柳川風
1. 長ねぎは斜めうす切りにする。人参、ごぼうはささがきにする。
2. 生椎茸はうす切りにする。根みつばは5センチ位に切りそろえる。
3. 平らな鍋に人参、ごぼう、しそ油、出汁を入れ煮て、どじょう、椎茸を加え、調味し全体に火が通ったら溶き卵、長ねぎ、みつばを加えひと煮立ちさせる。

さやいんげんとトマトのサラダ
1. さやいんげんは色よく茹で4～5センチ長さに切りそろえる。
   トマトはくし型に切る。しめじはサッと茹でる。
2. 豚肉は一口大に切って、サッと湯通しし、冷水にとってさます。
3. 器に1と2を彩りよく盛りつけ、酢醤油などでいただく。

昔ほど食べられなくなったどじょうですが、カルシウム、ビタミンB₂を豊富に含み、カルシウム＞リンと比率がよいので積極的に活用したい食材です。

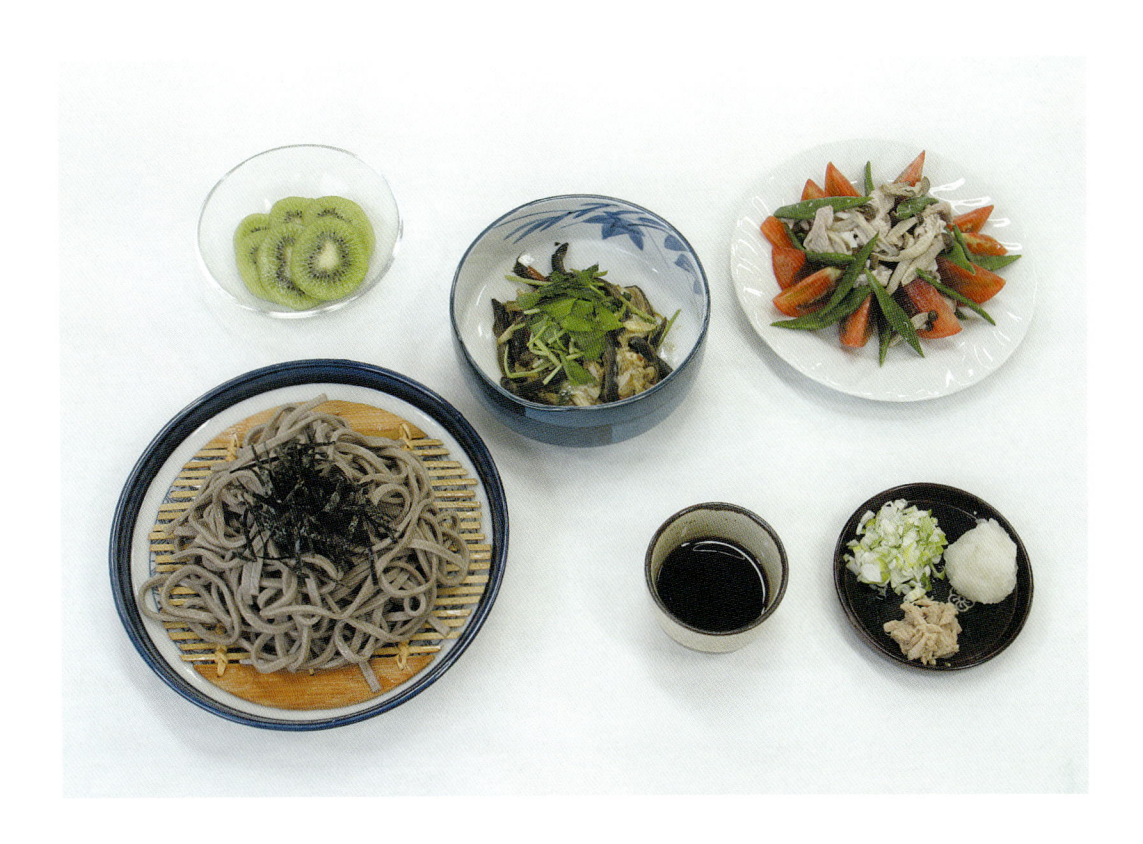

夏

1食の目安値	使用量(g)	蛋白質(g)	ビタミンB₁(mg)	ビタミンB₂(mg)	ナイアシン(mg)	ビタミンD(μg)	鉄(mg)	ビタミンA(μg)	ビタミンC(mg)	カリウム(mg)	カルシウム(mg)	リン(mg)	食物繊維(g)	炭水化物(g)	脂質(g)	エネルギー(kcal)
	−	30.0	0.40	0.50	6.0	2.0	4.0	210	40	1300	300	400	10.0	84	16	600

群	食品	使用量	蛋白質	B₁	B₂	ナイアシン	D	鉄	A	C	K	Ca	P	繊維	炭水化物	脂質	エネルギー
赤群	どじょう・水煮	36	6.2	0.03	0.36	1.5	2.0	2.3	5	0	119	432	270	0	0	0	30
赤群	まぐろ・味付けフレーク缶詰	10	1.9	0.01	0	0.8	0.5	0.4	0	0	28	2	35	0	1	0	14
赤群	豚もも・赤肉	30	6.6	0.29	0.07	2.0	0	0.3	1	0	111	1	66	0	0	1	38
赤群	鶏卵	50	6.2	0.03	0.22	0.1	0.9	0.9	75	0	65	26	90	0	0	5	76
青群	人参	10	0.1	0	0	0.1	0	0	68	0	27	3	2	0.3	1	0	4
青群	根みつば	5	0.1	0	0.01	0.1	0	0.1	7	1	25	3	3	0.1	0	0	1
青群	トマト	150	1.1	0.08	0.03	1.1	0	0.3	68	23	315	11	39	1.5	7	0	29
青群	大根	40	0.2	0.01	0	0.1	0	0.1	0	4	92	9	7	0.5	2	0	7
青群	さやいんげん・茹	37	0.7	0.02	0.04	0.2	0	0.3	18	2	100	21	16	1.0	2	0	10
青群	長ねぎ	30	0.2	0.01	0.01	0.1	0	0.1	0	3	54	9	8	0.7	2	0	8
青群	ごぼう	10	0.2	0.01	0	0	0	0.1	0	0	32	5	6	0.6	2	0	7
青群	キウイフルーツ	70	0.7	0.01	0.01	0.2	0	0.2	4	48	203	23	22	1.8	9	0	37
青群	焼きのり	1	0.4	0.01	0.02	0.1	0	0.1	23	2	24	3	7	0.4	0	0	2
青群	ぶなしめじ・茹	17	0.6	0.03	0.02	0.9	0.6	0.1	0	0	58	0	19	0.8	1	0	4
青群	生椎茸	10	0.3	0.01	0.02	0.4	0.2	0	0	1	28	0	7	0.4	0	0	2
黄群	そば・茹	200	9.6	0.10	0.04	1.0	0	1.6	0	0	68	18	160	4.0	52	2	264
黄群	しそ油	3	0	0	0	0	0	0	0	0	0	0	0	0	0	3	28
	赤群 合計	126	20.8	0.35	0.65	4.3	3.4	3.9	81	0	323	461	461	0	1	7	157
	青群 合計	380	4.3	0.18	0.17	3.2	0.8	1.3	188	86	958	87	137	7.9	27	1	109
	黄群 合計	203	9.6	0.10	0.04	1.0	0	1.6	0	0	68	18	160	4.0	52	5	292
	総 合 計	709	34.8	0.63	0.86	8.5	4.2	6.8	269	86	1349	566	758	11.9	80	12	558

MENU メニュー

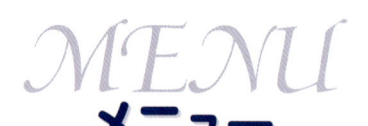

20

※調理前の重量です

	赤 群 魚・豆・肉・卵・乳	青 群 野菜・果物・海藻・茸	黄 群 穀類・芋・アルコール・油	
どじょう煮	どじょう 50g		醤油 3g 砂糖 1.5g	
豆腐バーグ ブロッコリー添え	木綿豆腐 40g 豚ひき肉 40g 青大豆(茹) 10g	ブロッコリー 50g たまねぎ 20g にら 15g 人参 10g	しそ油 3g 塩、コショウ 少々	
かぼちゃの煮物		かぼちゃ 80g	醤油 1.2g 砂糖 2g	
味噌汁	煮干し 3g 生揚げ 20g	小松菜 70g	味噌 8g	
果物		みかん 90g		
ごはん			ごはん 130g	

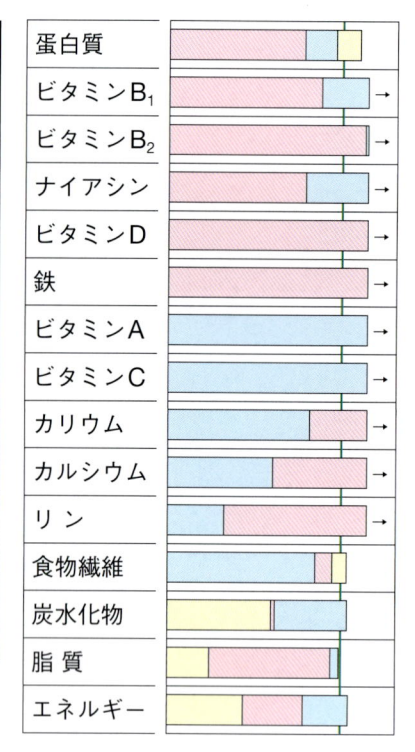

栄養素：蛋白質、ビタミンB₁、ビタミンB₂、ナイアシン、ビタミンD、鉄、ビタミンA、ビタミンC、カリウム、カルシウム、リン、食物繊維、炭水化物、脂質、エネルギー

【作り方】

どじょう煮
1. どじょうは醤油、砂糖で煮る。

豆腐バーグ
1. 木綿豆腐は重石をして水をよくきる。
2. ゆで大豆、にら、人参、たまねぎはみじんに切る。
3. ボウルに1、2、ひき肉、塩、コショウを加えよくこね、食べやすい大きさに丸める。
4. フライパンにしそ油を敷き、3を入れ両面焼く。
5. 皿に4を盛り、茹でたブロッコリーを添える。

かぼちゃの煮物
1. かぼちゃは食べやすい大きさに切り、水少量で煮て、砂糖、醤油で味をつける。

どじょうはカルシウム＞リンの比率が良い食材ですが、手に入りにくい場合は、ふなの甘露煮もカルシウム＞リンの比率が良いので代用できます。

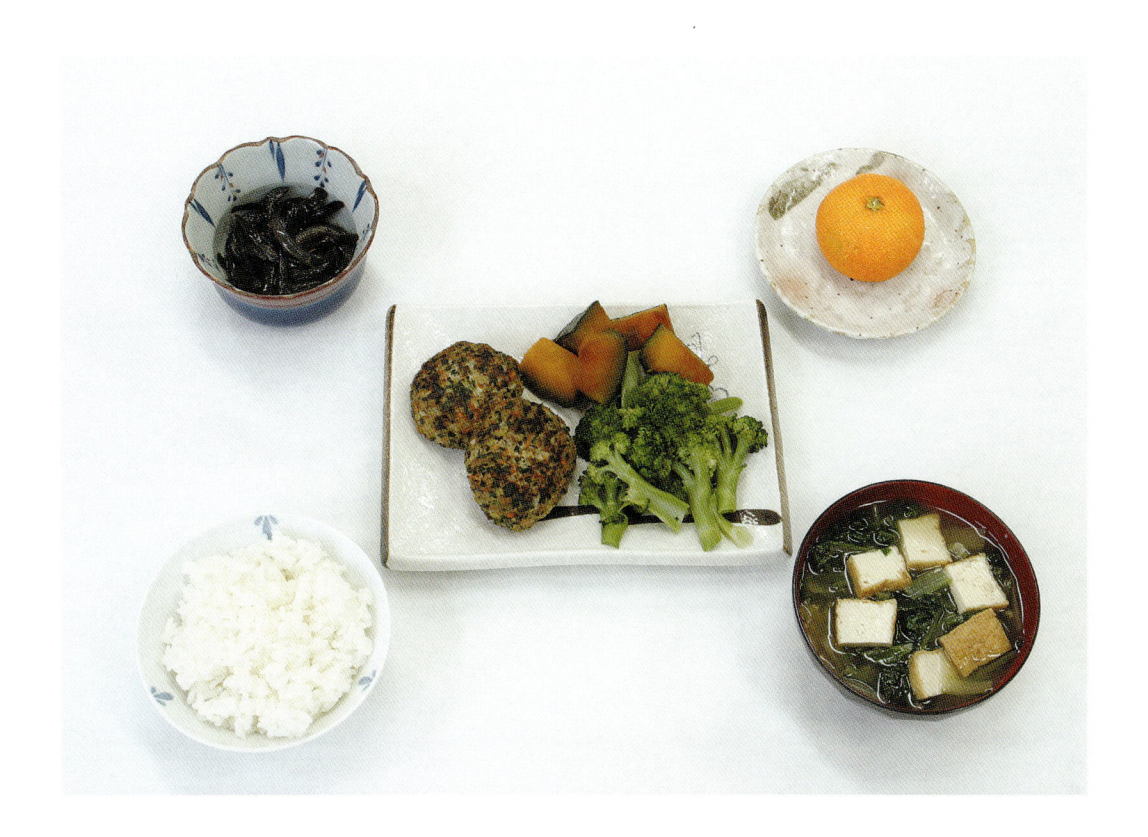

夏

1食の目安値	使用量(g)	蛋白質(g)	ビタミンB₁(mg)	ビタミンB₂(mg)	ナイアシン(mg)	ビタミンD(μg)	鉄(mg)	ビタミンA(μg)	ビタミンC(mg)	カリウム(mg)	カルシウム(mg)	リン(mg)	食物繊維(g)	炭水化物(g)	脂質(g)	エネルギー(kcal)
	−	30.0	0.40	0.50	6.0	2.0	4.0	210	40	1300	300	400	10.0	84	16	600

群	食品	使用量	蛋白質	B₁	B₂	ナイアシン	D	鉄	A	C	K	Ca	P	繊維	炭水	脂質	kcal
赤群	どじょう・水煮	45	7.7	0.04	0.45	1.9	2.5	2.9	7	0	149	540	338	0	0	1	37
	煮干し(いりこ)	3	1.9	0	0	0.5	0.5	0.5	0	0	36	66	45	0	0	0	10
	木綿豆腐	40	2.6	0.03	0.01	0	0	0.4	0	0	56	48	44	0.2	1	2	29
	生揚げ(厚揚げ)・油抜き**	20	2.1	0.01	0.01	0	0	0.5	0	0	24	48	30	0.1	0	2	26
	大豆・茹	10	1.6	0.02	0.01	0.1	0	0.2	0	0	57	7	19	0.7	1	1	18
	豚ひき肉	40	7.4	0.25	0.09	2.2	0.2	0.4	5	1	124	2	68	0	0	6	88
青群	西洋かぼちゃ・茹	80	1.3	0.06	0.06	1.2	0	0.4	264	26	344	11	34	3.3	17	0	74
	小松菜	70	1.1	0.06	0.09	0.7	0	2.0	182	27	350	119	32	1.3	2	0	10
	ブロッコリー・茹	55	1.9	0.03	0.05	0.2	0	0.4	35	30	99	18	36	2.0	2	0	15
	にら	15	0.3	0.01	0.02	0.1	0	0.1	44	3	77	7	5	0.4	1	0	3
	人参	10	0.1	0	0	0.1	0	0	68	0	27	3	2	0.3	1	0	4
	たまねぎ	20	0.2	0.01	0	0	0	0	0	2	30	4	7	0.3	2	0	7
	温州みかん	90	0.6	0.09	0.03	0.3	0	0.2	76	29	135	19	14	0.9	11	0	41
黄群	精白米・めし	130	3.3	0.03	0.01	0.3	0	0.1	0	0	38	4	44	0.4	48	0	218
	淡色辛みそ	8	1.0	0	0.01	0.1	0	0.3	0	0	30	8	14	0.4	2	0	15
	しそ油	3	0	0	0	0	0	0	0	0	0	0	0	0	0	3	28
	赤群 合計	158	23.5	0.35	0.57	4.7	3.2	4.9	12	1	446	711	544	1.0	2	11	209
	青群 合計	340	5.4	0.26	0.26	2.6	0	3.1	668	116	1062	181	129	8.5	35	1	155
	黄群 合計	141	4.3	0.03	0.02	0.4	0	0.5	0	0	68	12	58	0.8	50	4	261
	総　合　計	639	33.1	0.64	0.85	7.7	3.2	8.5	680	117	1575	905	731	10.3	87	16	625

MENU メニュー

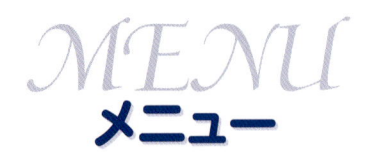

㉑

※調理前の重量です

	赤 群 魚・豆・肉・卵・乳	青 群 野菜・果物・海藻・茸	黄 群 穀類・芋・アルコール・油
サラダうどん	ゆで卵　　50g 豚もも肉　40g （薄切り） 削り節　　4g	トマト　　　100g チンゲン菜　60g きゅうり　　30g わかめ（戻）30g しめじ　　　30g	うどん（茹）200g しそ油　　　3g ノンオイルドレッシング等で
炒り煮干し	煮干し　　5g		
かぼちゃと ひじき煮		かぼちゃ　　40g ひじき（乾）　3g	黒砂糖　　　3g 醤油1g　出汁30cc
ヨーグルト和え	ヨーグルト 90g	キウイフルーツ 80g	

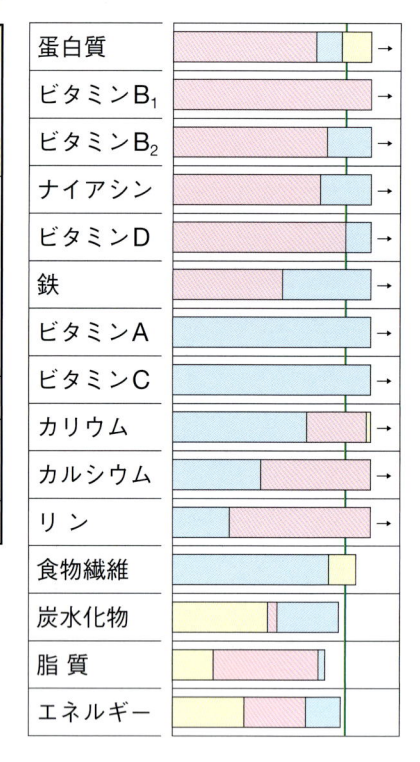

蛋白質／ビタミンB₁／ビタミンB₂／ナイアシン／ビタミンD／鉄／ビタミンA／ビタミンC／カリウム／カルシウム／リン／食物繊維／炭水化物／脂質／エネルギー

【作り方】

サラダうどん
1．チンゲン菜は茹でて3〜4センチ長さに切る。きゅうりは斜めうす切り、トマトはくし型に切る。しめじはサッと茹でる。わかめは戻す。
2．豚肉は一口大に切り、湯にサッとくぐし、冷水にとる。
3．ゆで卵は輪切りにする。
4．うどんは熱湯にくぐし、水洗いし、ザルにあげておく。
5．深めの皿にうどんを盛り、他の具材は彩りよく盛りつけ、しそ油と削り節を上からかけ、ノンオイルドレッシングなどでいただく。

炒り煮干し
1．煮干しはフライパンまたは電子レンジなどでから炒りする。

かぼちゃとひじき煮
1．かぼちゃは一口大に切る。ひじきは戻す。
出汁でかぼちゃとひじきを煮て、調味料で味をつける。

春はチンゲン菜の代用にグリーンアスパラガスなどを使ってもよいでしょう。
チンゲン菜に比べカルシウム量が少ないので、煮干しを2g位増量して食べましょう。

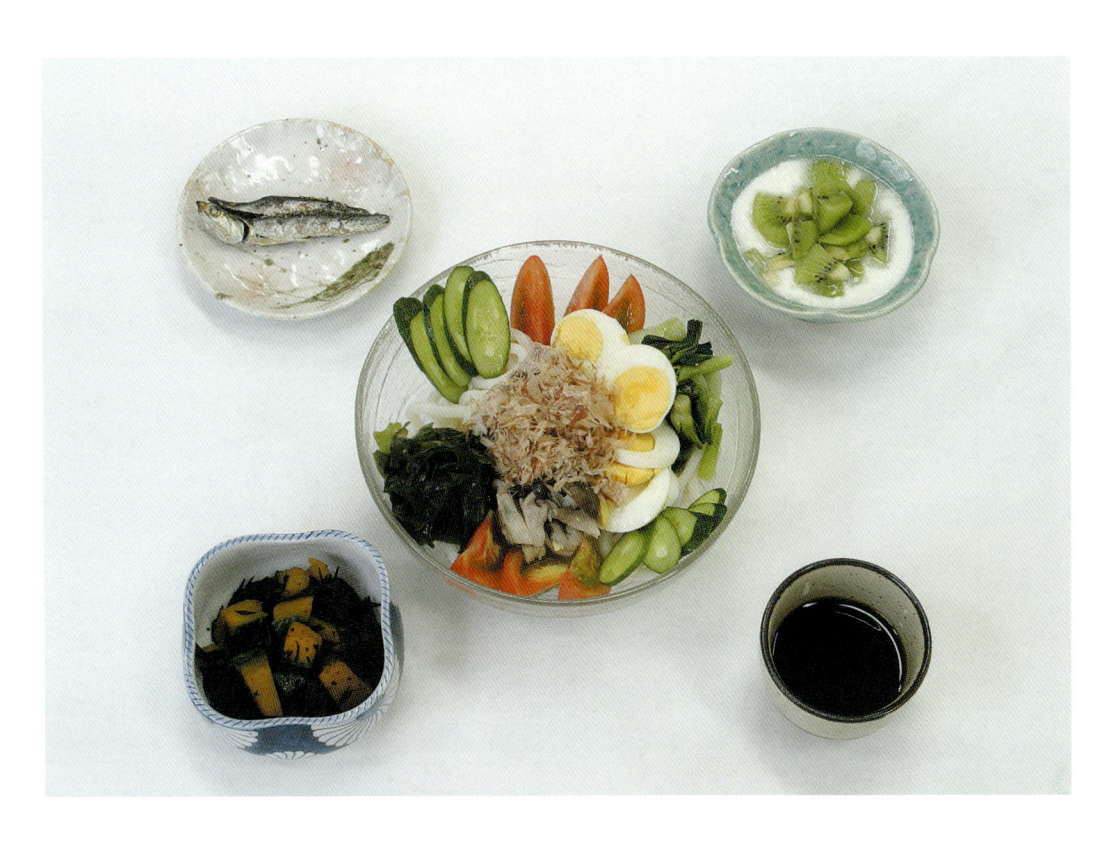

春 夏 秋 冬

1食の目安値	使用量 (g)	蛋白質 (g)	ビタミンB₁ (mg)	ビタミンB₂ (mg)	ナイアシン (mg)	ビタミンD (μg)	鉄 (mg)	ビタミンA (μg)	ビタミンC (mg)	カリウム (mg)	カルシウム (mg)	リン (mg)	食物繊維 (g)	炭水化物 (g)	脂質 (g)	エネルギー (kcal)
	−	30.0	0.40	0.50	6.0	2.0	4.0	210	40	1300	300	400	10.0	84	16	600

群	食品	使用量	蛋白質	B₁	B₂	ナイアシン	D	鉄	A	C	K	Ca	P	繊維	炭水	脂質	kcal
赤群	煮干し(いりこ)	5	3.2	0.01	0.01	0.8	0.9	0.9	0	0	60	110	75	0	0	0	17
	削り節	4	3.0	0.02	0.02	1.5	0.2	0.4	1	0	32	2	27	0	0	0	14
	豚もも・赤肉	40	8.8	0.38	0.09	2.6	0	0.4	1	0	148	2	88	0	0	1	51
	鶏卵・茹	50	6.5	0.03	0.20	0.1	0.9	0.9	70	0	60	26	90	0	0	5	77
	ヨーグルト・無糖	90	3.2	0.04	0.13	0.1	0	0	30	1	153	108	90	0	4	3	56
青群	チンゲン菜・茹	42	0.4	0.01	0.02	0.1	0	0.3	92	6	105	50	11	0.6	1	0	5
	西洋かぼちゃ・茹	40	0.6	0.03	0.03	0.6	0	0.2	132	13	172	6	17	1.6	9	0	37
	トマト	100	0.7	0.05	0.02	0.7	0	0.2	45	15	210	7	26	1.0	5	0	19
	きゅうり	30	0.3	0.01	0.01	0.1	0	0.1	8	4	60	8	11	0.3	1	0	4
	キウイフルーツ	80	0.8	0.01	0.02	0.2	0	0.2	5	55	232	26	26	2.0	11	0	42
	塩蔵わかめ・塩抜き	30	0.5	0	0	0	0	0.2	6	0	4	13	9	0.9	1	0	3
	ひじき・戻*7倍	21	0.3	0.01	0.03	0.1	0	1.6	8	0	132	42	3	1.3	2	0	4
	ぶなしめじ・茹	26	0.9	0.04	0.03	1.4	0.9	0.1	0	0	88	1	29	1.2	2	0	5
黄群	うどん・茹	200	5.2	0.04	0.02	0.4	0	0.4	0	0	18	12	36	1.6	43	1	210
	黒砂糖	3	0.1	0	0	0	0	0.1	0	0	33	7	1	0	3	0	11
	しそ油	3	0	0	0	0	0	0	0	0	0	0	0	0	0	3	28
	赤群 合計	189	24.8	0.47	0.45	5.1	2.0	2.5	102	1	453	247	370	0	5	10	215
	青群 合計	369	4.5	0.16	0.16	3.2	0.9	2.9	297	94	1003	152	132	9.0	30	1	121
	黄群 合計	206	5.3	0.04	0.02	0.4	0	0.5	0	0	51	19	37	1.6	46	4	248
	総 合計	764	34.5	0.67	0.63	8.7	2.9	6.0	399	95	1507	419	539	10.6	81	14	583

MENU メニュー

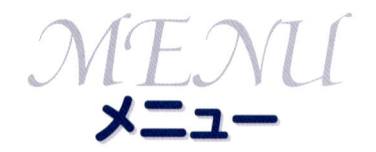

※調理前の重量です

㉒

	赤 群 魚・豆・肉・卵・乳	青 群 野菜・果物・海藻・茸	黄 群 穀類・芋・アルコール・油
いかの五目うま煮	いか　　　　63g	白菜　　　　80g たまねぎ　　25g さやいんげん　20g たけのこ　　20g 人参　　　　15g にんにく　　5g しょうが　　5g 干し椎茸(乾)　1g	塩、コショウ、酒　少々 醤油　　　　3g スープの素　　少々 水溶きでんぷん　適宜 しそ油　　　4g
小松菜とあさりの炒め物	あさりむき身 20g (殻つき 約50g) しらす干し　3g	小松菜　　　100g えのき茸　　20g しょうが　　5g	しそ油　　　3g 醤油　　　　4g 酒　　　　　3g
ひじき煮	生揚げ　　　40g 卵　　　　　25g 豚もも肉　　10g	ひじき(乾)　4g こんにゃく　20g	出汁　　　　少量 醤油、酒、みりん　適宜
ごはん・果物		キウイフルーツ 60g	ごはん　　140g

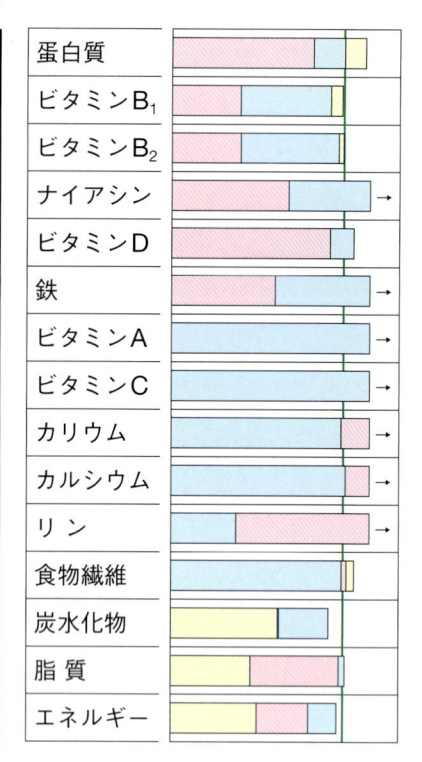

栄養素:
- 蛋白質
- ビタミンB₁
- ビタミンB₂
- ナイアシン
- ビタミンD
- 鉄
- ビタミンA
- ビタミンC
- カリウム
- カルシウム
- リン
- 食物繊維
- 炭水化物
- 脂 質
- エネルギー

【作り方】

いかの五目うま煮

1. しょうが、にんにくはみじん切りにする。
2. さやいんげんはツルを取って色よく茹で、3等分の長さに切る。
3. 白菜、人参、たまねぎ、たけのこは食べやすい大きさに切る。
   干し椎茸も戻して同様に切る。(戻し汁はとっておく。)
4. いかは松笠切りにし、サッと熱湯に通し、ザルにあげておく。
5. 中華鍋にしそ油、しょうが、にんにくを入れ炒め、人参、たけのこ、干し椎茸、たまねぎ、
   白菜と干し椎茸の戻し汁、水(適宜)を入れ煮ていき、いかを加え調味料で味を
   調え、さやいんげんを加え火を通す。

小松菜とあさりの炒め物

1. しょうがはせん切りにする。
2. 小松菜は4～5センチ長さに切っておく。えのき茸は石づきをとって2等分に切る。
3. フライパンにあさり、しょうが、酒を入れ蓋をし、少し火を通し、次に小松菜、しらす干し、
   しそ油を加え、醤油で味を調える。

ひじき煮

1. 豚肉は細切り。ひじきは戻しておく。
   こんにゃく、生揚げは1センチ幅の短冊切りにする。
2. 出汁少量に豚肉、ひじき、こんにゃく、生揚げを入れ煮ていき、調味料で味を調え
   溶き卵を加える。

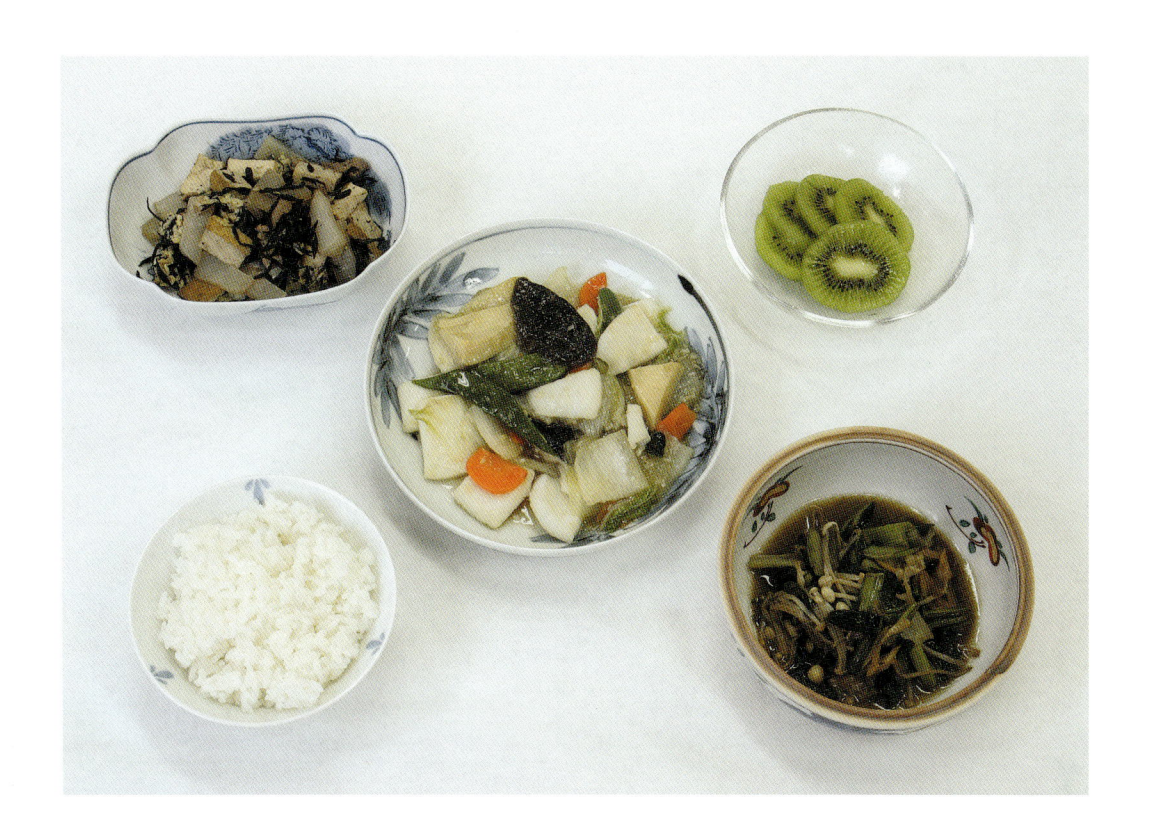

秋

1食の目安値	使用量(g)	蛋白質(g)	ビタミンB₁(mg)	ビタミンB₂(mg)	ナイアシン(mg)	ビタミンD(μg)	鉄(mg)	ビタミンA(μg)	ビタミンC(mg)	カリウム(mg)	カルシウム(mg)	リン(mg)	食物繊維(g)	炭水化物(g)	脂質(g)	エネルギー(kcal)
	-	30.0	0.40	0.50	6.0	2.0	4.0	210	40	1300	300	400	10.0	84	16	600
赤群 しらす干し・微乾燥	3	0.7	0	0	0.1	1.4	0	4	0	6	6	14	0	0	0	3
するめいか・水煮	63	13.4	0.02	0.03	3.0	0	0.1	9	1	164	11	170	0	0	1	65
あさり	20	1.2	0	0.03	0.3	0	0.8	1	0	28	13	17	0	0	0	6
生揚げ(厚揚げ)・油抜き**	40	4.3	0.03	0.01	0	0	1.0	0	0	48	96	60	0.3	0	4	52
豚もも・脂付	10	2.1	0.09	0.02	0.6	0	0.1	0	0	35	0	20	0	0	1	18
鶏卵	25	3.1	0.02	0.11	0	0.5	0.5	38	0	33	13	45	0	0	3	38
青群 小松菜	100	1.5	0.09	0.13	1.0	0	2.8	260	39	500	170	45	1.9	2	0	14
人参・茹	13	0.1	0	0.01	0.1	0	0	94	0	31	4	3	0.4	1	0	5
白菜・茹	57	0.5	0.01	0.01	0.2	0	0.2	6	6	91	25	19	0.8	2	0	7
たまねぎ・茹	22	0.2	0.01	0	0	0	0	0	1	24	4	6	0.4	2	0	7
たけのこ・茹	20	0.7	0.01	0.02	0.1	0	0.1	0	2	94	3	12	0.7	1	0	6
さやいんげん・茹	18	0.3	0.01	0.02	0.1	0	0.1	9	1	49	10	8	0.5	1	0	5
しょうが	10	0.1	0	0	0.1	0	0.1	0	0	27	1	3	0.2	1	0	3
にんにく	5	0.3	0.01	0	0	0	0	0	1	27	1	8	0.3	1	0	7
キウイフルーツ	60	0.6	0.01	0.01	0.2	0	0.2	4	41	174	20	19	1.5	8	0	32
ひじき・戻*7倍	28	0.4	0.01	0.04	0.1	0	2.2	11	0	176	56	4	1.7	2	0	5
こんにゃく	20	0	0	0	0	0	0.1	0	0	7	9	1	0.4	0	0	1
えのき茸	20	0.5	0.05	0.03	1.4	0.2	0.2	0	0	68	0	22	0.8	2	0	4
干し椎茸・茹	5	0.2	0	0.01	0.1	0.1	0	0	0	11	0	2	0.4	1	0	2
黄群 精白米・めし	140	3.5	0.03	0.01	0.3	0	0.1	0	0	41	4	48	0.4	52	0	235
しそ油	7	0	0	0	0	0	0	0	0	0	0	0	0	0	7	64
赤群 合計	161	24.7	0.16	0.20	4.1	1.8	2.4	52	1	314	139	326	0.3	1	8	182
青群 合計	378	5.4	0.21	0.28	3.3	0.3	6.0	383	91	1278	302	151	9.9	24	1	98
黄群 合計	147	3.5	0.03	0.01	0.3	0	0.1	0	0	41	4	48	0.4	52	7	300
総 合 計	686	33.6	0.40	0.50	7.7	2.1	8.6	435	92	1632	446	524	10.6	77	16	580

MENU メニュー

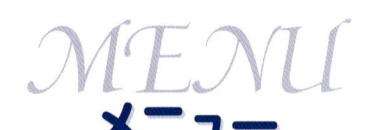

23

※調理前の重量です

	赤 群 魚・豆・肉・卵・乳	青 群 野菜・果物・海藻・茸	黄 群 穀類・芋・アルコール・油
いわしのから揚げ きのこソース	いわし　　　50g	生椎茸　　　25g えのき茸　　25g しめじ　　　25g 赤ピーマン　20g しょうが　　　3g	片栗粉　　　適宜 揚げ油　　　適宜 醤油　　　　3g 塩、コショウ　少々 出汁、みりん　適宜
大豆の磯煮	大豆(茹)　　15g 生揚げ　　　20g 若鶏もも肉　15g	人参　　　　30g ごぼう　　　10g こんにゃく　20g ひじき(乾)　4g	醤油　　　　3g しそ油　　　2g 出汁、酒　　適宜
わかめの味噌汁	煮干し　　　　5g 木綿豆腐　　30g	わかめ(戻)　10g	じゃが芋　　30g 味噌　　　　8g
ごはん			ごはん　　120g
果物		オレンジ　100g	

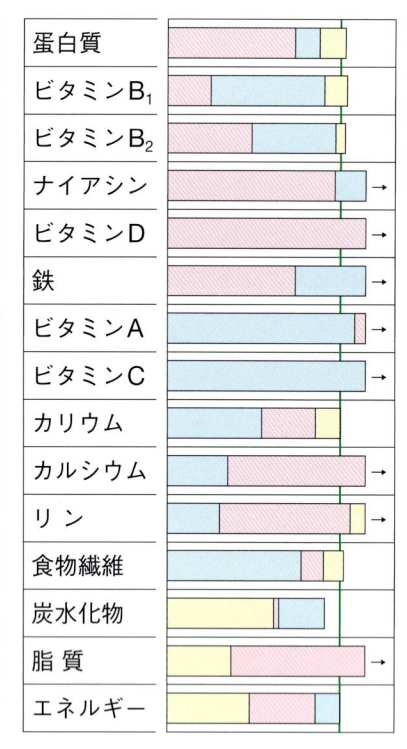

栄養素: 蛋白質, ビタミンB₁, ビタミンB₂, ナイアシン, ビタミンD, 鉄, ビタミンA, ビタミンC, カリウム, カルシウム, リン, 食物繊維, 炭水化物, 脂質, エネルギー

【作り方】

いわしのから揚げきのこソース

1. いわしは手開きして、骨を取り除く。
   塩、コショウで下味をつけたら、片栗粉をまぶし、カラッと揚げる。
   骨も同様にして揚げる。
2. 椎茸は石づきを除いてうすく切る。えのき茸としめじは石づきを除き、
   えのき茸は長さを半分に切ってほぐし、しめじは食べやすくほぐす。
3. 鍋に出汁、醤油、みりん、せん切りにした生姜を入れ煮立て、次にきのこ、
   せん切りにした赤ピーマンを入れサッと火を通す。
4. から揚げにしたいわしに3の具を添える。

大豆の磯煮

1. 鶏肉は一口大に切る。生揚げ、こんにゃく、人参は薄い短冊に切る。
   ごぼうはささがきにして水にさらし、アクを抜く。ひじきは戻しておく。
2. 鍋にしそ油を熱し、鶏肉を炒め、次に人参も炒める。
   そこへ、出汁、ごぼうを入れ火を通し、生揚げ、ひじき、こんにゃくを順に入れる。
   醤油、酒等で調味し、最後に茹でた大豆を加え、ひと煮立ちさせる。

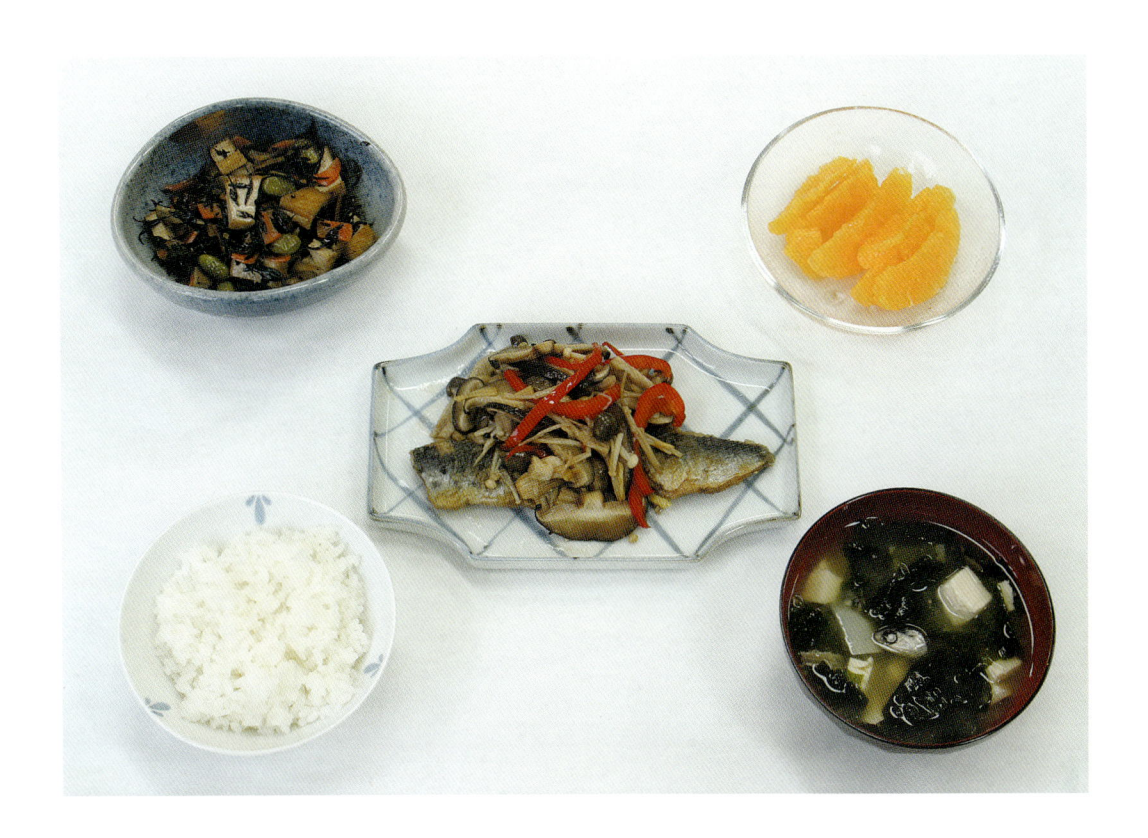

秋

	1食の目安値	使用量(g)	蛋白質(g)	ビタミンB₁(mg)	ビタミンB₂(mg)	ナイアシン(mg)	ビタミンD(μg)	鉄(mg)	ビタミンA(μg)	ビタミンC(mg)	カリウム(mg)	カルシウム(mg)	リン(mg)	食物繊維(g)	炭水化物(g)	脂質(g)	エネルギー(kcal)
		−	30.0	0.40	0.50	6.0	2.0	4.0	210	40	1300	300	400	10.0	84	16	600
赤群	いわし	50	9.9	0.02	0.18	4.1	5.0	0.9	20	0	155	35	115	0	0	7	109
	煮干し(いりこ)	5	3.2	0.01	0.01	0.8	0.9	0.9	0	0	60	110	75	0	0	0	17
	木綿豆腐	30	2.0	0.02	0.01	0	0	0.3	0	0	42	36	33	0.1	0	1	22
	生揚げ(厚揚げ)・油抜き**	20	2.1	0.01	0.01	0	0	0.5	0	0	24	48	30	0.1	0	2	26
	大豆・茹	15	2.4	0.03	0.01	0.1	0	0.3	0	0	86	11	29	1.1	1	1	27
	若鶏もも・皮付	15	2.4	0.01	0.03	0.8	0	0.1	6	0	41	1	24	0	0	2	30
青群	人参・茹	26	0.2	0.01	0.01	0.1	0	0.1	187	1	62	8	7	0.8	2	0	10
	赤ピーマン	20	0.2	0.01	0.03	0.2	0	0.1	18	34	42	1	4	0.3	1	0	6
	ごぼう・茹	9	0.1	0	0	0	0	0.1	0	0	19	4	4	0.5	1	0	5
	しょうが	3	0	0	0	0	0	0	0	0	8	0	1	0.1	0	0	1
	バレンシアオレンジ	100	1.0	0.10	0.03	0.4	0	0.3	10	40	140	21	24	0.8	10	0	39
	ひじき・戻*7倍	28	0.4	0.01	0.04	0.1	0	2.2	11	0	176	56	4	1.7	2	0	5
	こんにゃく	20	0	0	0	0	0	0.1	0	0	7	9	1	0.4	1	0	1
	塩蔵わかめ・塩抜き	10	0.2	0	0	0	0	0.1	2	0	1	4	3	0.3	0	0	1
	えのき茸	25	0.7	0.06	0.04	1.7	0.2	0.3	0	0	85	0	28	1.0	2	0	6
	生椎茸	25	0.8	0.03	0.05	1.0	0.5	0.1	0	3	70	1	18	0.9	1	0	5
	ぶなしめじ	25	0.7	0.04	0.04	1.7	0.6	0.1	0	2	95	0	25	0.9	1	0	5
黄群	精白米・めし	120	3.0	0.02	0.01	0.2	0	0.1	0	0	35	4	41	0.4	45	0	202
	じゃが芋	30	0.5	0.03	0.01	0.4	0	0.1	0	11	123	1	12	0.4	5	0	23
	淡色辛みそ	8	1.0	0	0.01	0.1	0	0.3	0	0	30	8	14	0.4	2	0	15
	大豆油	3	0	0	0	0	0	0	0	0	0	0	0	0	0	3	28
	しそ油	2	0	0	0	0	0	0	0	0	0	0	0	0	0	2	18
	赤群 合計	135	22.1	0.10	0.24	5.8	5.9	3.0	26	0	407	240	306	1.3	2	14	230
	青群 合計	291	4.2	0.26	0.24	5.2	1.3	3.3	228	79	705	105	119	7.7	23	1	83
	黄群 合計	163	4.5	0.05	0.03	0.8	0	0.6	0	11	188	13	66	1.1	52	6	286
	総 合 計	589	30.8	0.42	0.51	11.8	7.2	6.8	253	90	1300	357	490	10.2	77	20	599

MENU メニュー

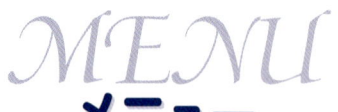

24

※調理前の重量です

	赤 群 魚・豆・肉・卵・乳	青 群 野菜・果物・海藻・茸	黄 群 穀類・芋・アルコール・油
いわしの つみれ汁	いわし　　　　50g 木綿豆腐　　　50g 煮干し　　　　2g （粉末）	えのき茸　　　20g 人参　　　　　10g ごぼう　　　　10g 長ねぎ　　　　10g しょうが　　　5g こんにゃく　　10g	じゃが芋　　　60g 味噌　　　　　10g
豚肉と昆布の煮物	豚もも肉　　　20g	刻み昆布(乾)　6g	出汁、酒　　適宜 醤油　　　　　2g
チンゲン菜の お浸し	卵　　　　　　20g 素干桜えび　　5g	チンゲン菜　　110g	出汁、醤油　少々
果物		キウイフルーツ 80g	
ごはん			ごはん　　　150g

栄養素バランス：蛋白質、ビタミンB₁、ビタミンB₂、ナイアシン、ビタミンD、鉄、ビタミンA、ビタミンC、カリウム、カルシウム、リン、食物繊維、炭水化物、脂質、エネルギー

【作り方】

いわしのつみれ汁

1. いわしは骨を取り除き、身の部分に煮干し粉末、しょうがのみじん切りを加えつみれを作る。
   （※余った骨は片栗粉をまぶし油で揚げ、「骨せんべい」として食す。）
2. 材料は全て食べやすい大きさに切る。
3. 鍋に水を入れごぼう、人参、じゃが芋を順に入れ煮ていく。
   様子を見ながら他の材料を加え、材料に火が通ったらつみれを落し入れ、
   浮いてきたら味噌で調味する。

豚肉と昆布の煮物

1. 刻み昆布は戻し、4～5センチ長さに切っておく。
2. 豚肉は一口大に切る。
3. 刻み昆布を出汁で煮て、そこへ豚肉を加え醤油、酒で調味する。

チンゲン菜のお浸し

1. チンゲン菜は色よく茹で、3～4センチ長さに切っておく。
2. 卵はボウルに割りほぐし、電子レンジに約1分かけ炒り卵を作る。
3. 1と2と桜えびを醤油で和える。

魚は全般にリンを多く含むため、カルシウムとリンの比率が悪いものです。
（P/Ca＝1～1.3が望ましい。）
しかし、骨ごと食べることでこの比率がよくなります。

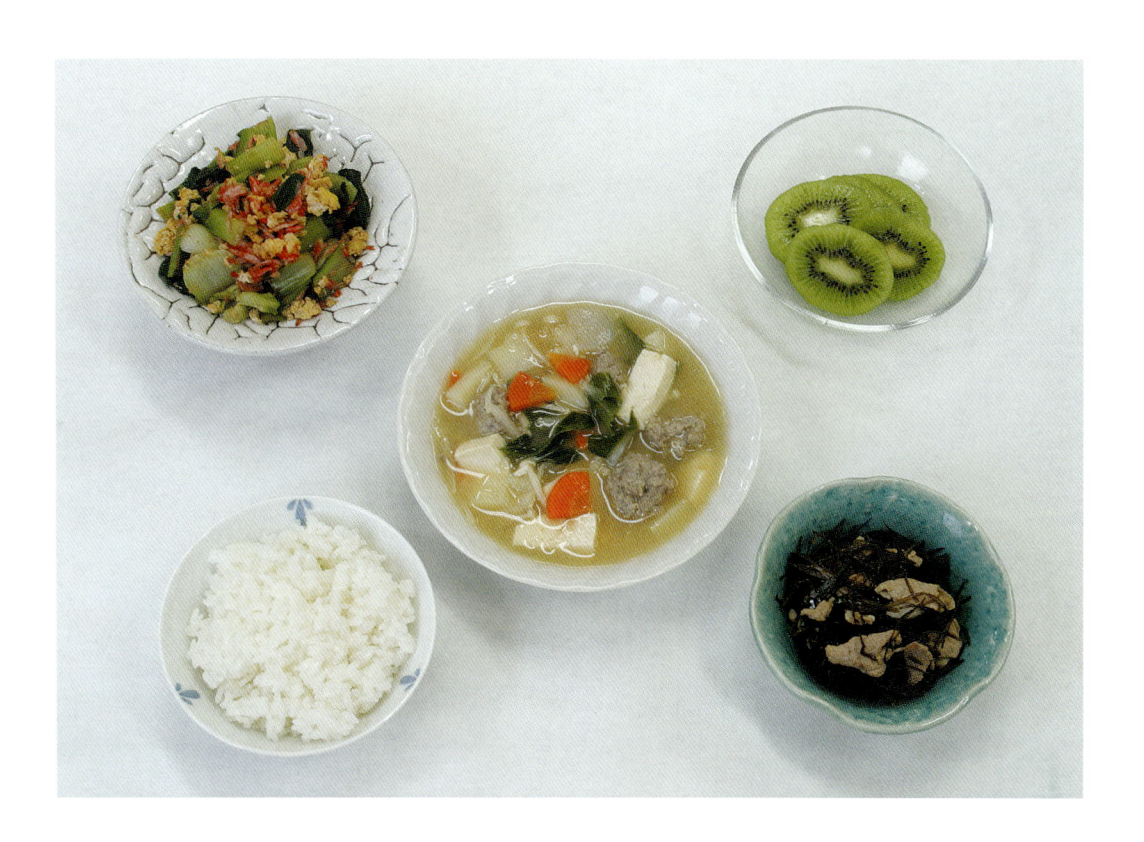

1食の目安値	使用量(g)	蛋白質(g)	ビタミンB₁(mg)	ビタミンB₂(mg)	ナイアシン(mg)	ビタミンD(μg)	鉄(mg)	ビタミンA(μg)	ビタミンC(mg)	カリウム(mg)	カルシウム(mg)	リン(mg)	食物繊維(g)	炭水化物(g)	脂質(g)	エネルギー(kcal)
	−	30.0	0.40	0.50	6.0	2.0	4.0	210	40	1300	300	400	10.0	84	16	600

群	食品	使用量	蛋白質	B₁	B₂	ナイアシン	D	鉄	A	C	K	Ca	P	繊維	炭水	脂質	kcal
赤群	いわし	50	9.9	0.02	0.18	4.1	5.0	0.9	20	0	155	35	115	0	0	7	109
	煮干し(いりこ)	2	1.3	0	0	0.3	0.4	0.4	0	0	24	44	30	0	0	0	7
	桜えび・素干し	5	3.2	0.01	0.01	0.3	0	0.2	0	0	60	100	60	0	0	0	16
	木綿豆腐	50	3.3	0.04	0.02	0.1	0	0.5	0	0	70	60	55	0.2	1	2	36
	豚もも・赤肉	20	4.4	0.19	0.05	1.3	0	0.2	1	0	74	1	44	0	0	1	26
	鶏卵	20	2.5	0.01	0.09	0	0.4	0.4	30	0	26	10	36	0	0	2	30
青群	チンゲン菜・茹	78	0.7	0.02	0.04	0.2	0	0.5	172	12	195	94	21	1.2	2	0	9
	人参	10	0.1	0	0	0.1	0	0	68	0	27	3	2	0.3	1	0	4
	ごぼう	10	0.2	0.01	0	0	0	0.1	0	0	32	5	6	0.6	2	0	7
	長ねぎ	10	0.1	0	0	0	0	0	0	1	18	3	3	0.2	1	0	3
	しょうが	5	0	0	0	0	0	0	0	0	14	1	1	0.1	0	0	2
	キウイフルーツ	80	0.8	0.01	0.02	0.2	0	0.2	5	55	232	26	26	2.0	11	0	42
	刻み昆布・戻*5.7倍	34	0.3	0.01	0.02	0.1	0	0.5	0	0	489	56	18	2.3	3	0	6
	こんにゃく	10	0	0	0	0	0	0	0	0	3	4	1	0.2	0	0	1
	えのき茸	20	0.5	0.05	0.03	1.4	0.2	0.2	0	0	68	0	22	0.8	2	0	4
黄群	精白米・めし	150	3.8	0.03	0.02	0.3	0	0.2	0	0	44	5	51	0.5	56	0	252
	じゃが芋	60	1.0	0.05	0.02	0.8	0	0.2	0	21	246	2	24	0.8	11	0	46
	淡色辛みそ	10	1.3	0	0.01	0.2	0	0.4	0	0	38	10	17	0.5	2	1	19
	赤群 合計	147	24.6	0.26	0.34	6.1	5.7	2.4	51	0	409	250	340	0.2	1	12	223
	青群 合計	257	2.7	0.10	0.12	2.1	0.2	1.7	245	69	1078	191	99	7.6	21	0	77
	黄群 合計	220	6.0	0.09	0.04	1.2	0	0.8	0	21	328	16	92	1.7	68	1	317
	総 合 計	624	33.3	0.45	0.50	9.4	5.9	4.9	295	90	1814	457	531	9.5	90	14	617

秋

MENU メニュー

㉕

※調理前の重量です

	赤 群 魚・豆・肉・卵・乳	青 群 野菜・果物・海藻・茸	黄 群 穀類・芋・アルコール・油
ビビンバ	卵　　　　　30g 豚もも肉　　25g 栗（茹）　　20g	小松菜　　　　70g 大豆もやし　　40g ぜんまい（茹）30g 人参　　　　　20g にんにく　　　 8g	ごま油　　　　2g しそ油　　　　2g コチュジャン　適宜 塩、コショウ　少々 ごはん　　　130g
いわしの つみれ汁	木綿豆腐　　40g いわし　　　50g 煮干し　　　 3g	長ねぎ(10+30) 40g しょうが　　　 5g ひじき（乾）　 2g	味噌　　　　　10g 片栗粉（つなぎ）少々
キムチ漬け		白菜キムチ　　30g きゅうり　　　25g	
果物		キウイフルーツ 80g	

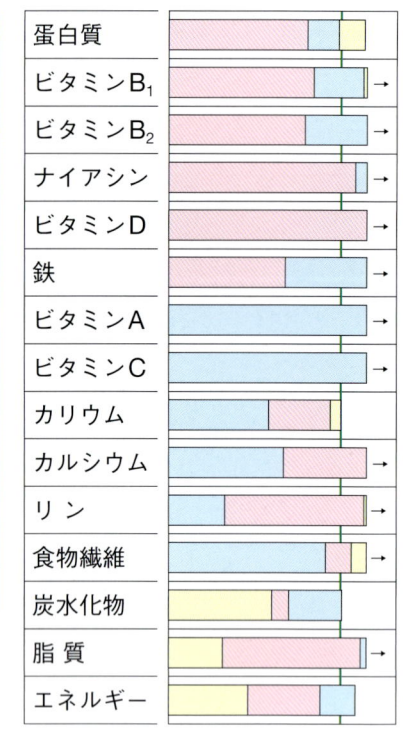

栄養素: 蛋白質、ビタミンB₁、ビタミンB₂、ナイアシン、ビタミンD、鉄、ビタミンA、ビタミンC、カリウム、カルシウム、リン、食物繊維、炭水化物、脂質、エネルギー

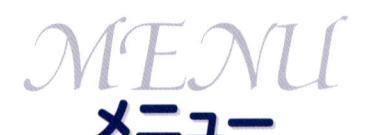

【作り方】

ビビンバ
1. 豚肉は細く切り、みじん切りのにんにくと炒め、塩、コショウをふる。
2. 人参はせん切りにし茹でる。もやし、ぜんまい、小松菜はそれぞれに茹で全ての材料に軽く塩、コショウをふる。
3. 卵はボウルに割りほぐし、電子レンジに約1分かけ炒り卵を作る。
4. 丼にごはんを盛り、全ての具材を彩りよく盛り付ける。
5. 4にコチュジャンとごま油、しそ油を合わせたものを上からかけ、スプーンでよく混ぜ合わせていただく。

いわしのつみれ汁（Ver 2）
1. いわしは骨を取り除き、身の部分としょうが、長ねぎのみじん切り（10g）、戻したひじきを細かく切ったものを包丁で細かくなるまでたたく。次に片栗粉（つなぎ）を加えつみれを作る。
（※余った骨は片栗粉をまぶし油で揚げ、「骨せんべい」として食す。）
2. 長ねぎは斜めうす切り、豆腐は細の目に切る。
3. 鍋に水、煮干しを入れ出汁をとり、沸騰したらつみれを加え、2の材料を入れ火が通ったら味噌で調味する。

野菜を一度にたくさん食べる方法として、丼物にすれば調理が簡単です。事前にナムルを作っておけば、いつでも簡単に使うことができます。

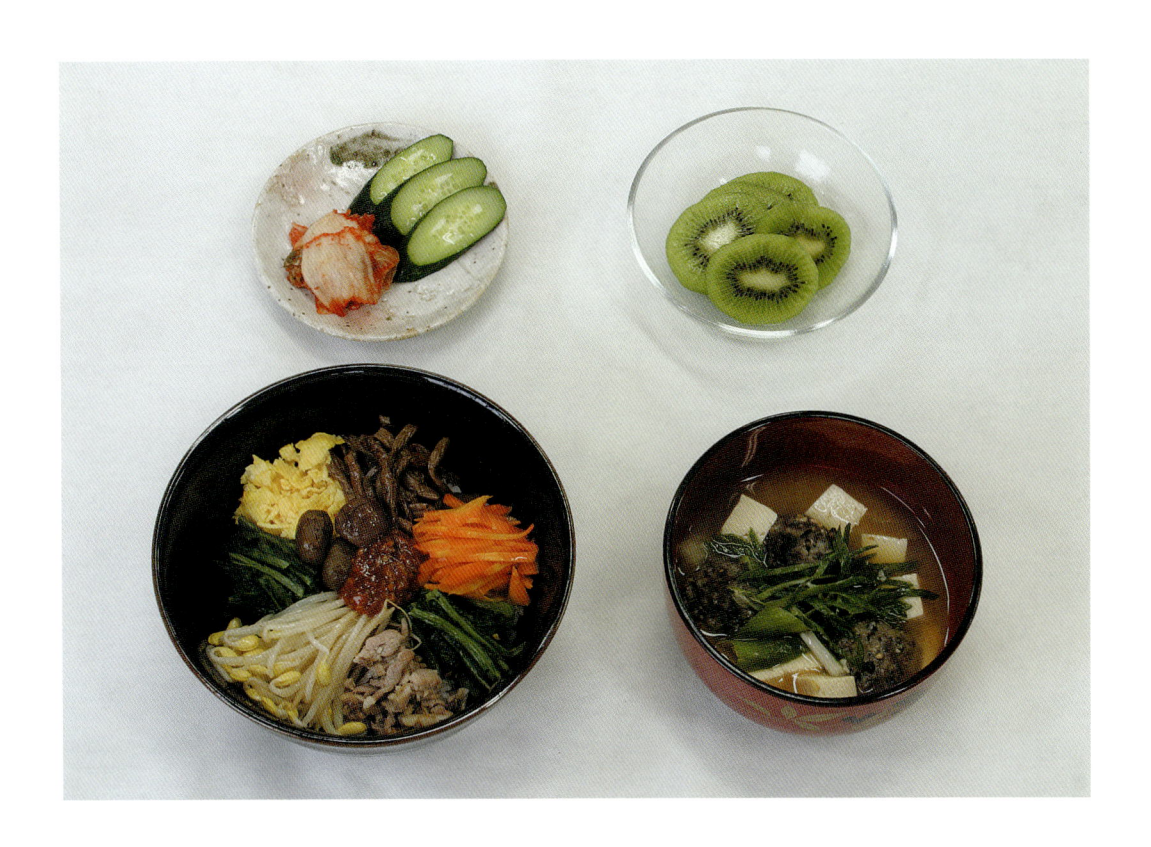

秋

1食の目安値	使用量(g)	蛋白質(g)	ビタミンB₁(mg)	ビタミンB₂(mg)	ナイアシン(mg)	ビタミンD(μg)	鉄(mg)	ビタミンA(μg)	ビタミンC(mg)	カリウム(mg)	カルシウム(mg)	リン(mg)	食物繊維(g)	炭水化物(g)	脂質(g)	エネルギー(kcal)
	−	30.0	0.40	0.50	6.0	2.0	4.0	210	40	1300	300	400	10.0	84	16	600

		使用量	蛋白質	B₁	B₂	ナイアシン	D	鉄	A	C	K	Ca	P	食物繊維	炭水化物	脂質	エネルギー
赤群	いわし	50	9.9	0.02	0.18	4.1	5.0	0.9	20	0	155	35	115	0	0	7	109
	煮干し(いりこ)	3	1.9	0	0	0.5	0.5	0.5	0	0	36	66	45	0	0	0	10
	木綿豆腐	40	2.6	0.03	0.01	0	0	0.4	0	0	56	48	44	0.2	1	2	29
	栗・茹	20	0.7	0.03	0.02	0.2	0	0.1	1	5	92	5	14	1.3	7	0	33
	豚もも・赤肉	25	5.5	0.24	0.06	1.7	0	0.2	1	0	93	1	55	0	0	1	32
	鶏卵	30	3.7	0.02	0.13	0	0.5	0.5	45	0	39	15	54	0	0	3	45
青群	小松菜・茹	61	1.0	0.02	0.04	0.2	0	1.3	159	13	85	92	28	1.5	2	0	9
	人参・茹	17	0.1	0.01	0.01	0.1	0	0	122	0	41	5	4	0.5	2	0	7
	長ねぎ	40	0.2	0.02	0.02	0.2	0	0.1	0	4	72	12	10	0.9	3	0	11
	大豆もやし・茹	34	1.0	0.01	0.01	0	0	0.1	0	0	17	8	15	0.7	1	1	12
	ぜんまい・茹	30	0.3	0	0.02	0.2	0	0.1	11	1	11	6	6	1.1	1	0	6
	きゅうり	25	0.3	0.01	0.01	0.1	0	0.1	7	4	50	7	9	0.3	1	0	4
	にんにく	8	0.5	0.02	0.01	0.1	0	0.1	0	1	42	1	12	0.5	2	0	11
	しょうが	5	0	0	0	0	0	0	0	0	14	1	1	0.1	0	0	2
	キムチ	30	0.8	0.02	0.04	0.2	0	0.2	5	7	102	14	17	0.8	2	0	14
	キウイフルーツ	80	0.8	0.01	0.02	0.2	0	0.2	5	55	232	26	26	2.0	11	0	42
	ひじき・戻*7倍	14	0.2	0.01	0.02	0.1	0	1.1	5	0	88	28	2	0.9	1	0	3
黄群	精白米・めし	130	3.3	0.03	0.01	0.3	0	0.1	0	0	38	4	44	0.4	48	0	218
	淡色辛みそ	10	1.3	0	0.01	0.2	0	0.4	0	0	38	10	17	0.5	2	1	19
	ごま油	2	0	0	0	0	0	0	0	0	0	0	0	0	0	2	18
	しそ油	2	0	0	0	0	0	0	0	0	0	0	0	0	0	2	18
	赤群 合計	168	24.4	0.34	0.40	6.5	6.1	2.7	66	5	471	170	327	1.5	8	13	258
	青群 合計	344	5.2	0.12	0.18	1.3	0	3.3	315	85	754	200	130	9.2	26	1	119
	黄群 合計	144	4.5	0.03	0.02	0.4	0	0.5	0	0	76	14	61	0.9	50	5	274
	総 合 計	656	34.1	0.48	0.60	8.3	6.1	6.5	381	91	1301	384	518	11.5	85	19	652

MENU メニュー

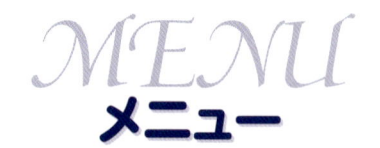

㉖

※調理前の重量です

	赤 群 魚・豆・肉・卵・乳	青 群 野菜・果物・海藻・茸	黄 群 穀類・芋・アルコール・油
焼きいわし	いわし　　　55g	大根おろし　　50g	
肉じゃが	豚もも肉　　30g	たまねぎ　　40g 人参　　　　25g	じゃが芋　　　60g 醤油、酒、みりん 塩、出汁　　　適宜
桜えびとかぶの あんかけ	素干桜えび　　5g サルエビ　　　2g （粉末）	チンゲン菜　60g かぶ　　　　60g しめじ　　　20g ゆずの皮　　0.5g	中華スープの素　少々 水溶き片栗粉　　少量 塩、コショウ　　適宜
ピリ辛納豆	納豆　　　　20g 削り節　　　　1g	ひじき（乾）　2g たかの爪　　0.2g	醤油 ラー油　　　　少々
果物		夏みかん　　80g	
ごはん			ごはん　　　150g

栄養素: 蛋白質, ビタミンB₁, ビタミンB₂, ナイアシン, ビタミンD, 鉄, ビタミンA, ビタミンC, カリウム, カルシウム, リン, 食物繊維, 炭水化物, 脂質, エネルギー

【作り方】

焼きいわし
1. いわしは焼いて、大根おろしを添える。

肉じゃが
1. 人参は乱切り、じゃが芋は大きめに切る。たまねぎはくし型に切る。
2. 豚肉は一口大に切る。
3. 出汁に、人参、じゃが芋、たまねぎ、豚肉の順に入れ煮ていく。
   煮えてきたら、醤油、酒、みりん等で調味する。

桜えびとかぶのあんかけ
1. かぶは厚目に切る。チンゲン菜は4～5センチ長さに切る。しめじは石づきを取り手で裂く。
2. 鍋にかぶと水を入れ火が通ってきたら、チンゲン菜、しめじを入れ、中華スープの素、塩、コショウなどで調味する。
3. 器に2を盛る。
4. 鍋に残っている汁に、桜えびと粉末のサルエビを加え、水溶き片栗粉を加え薄めのあんを作る。
5. 3に4のあんをかけていただく。ゆずの皮のせん切りを上に飾る。

ピリ辛納豆
1. ひじきは戻す。
2. 鍋にひじき、たかの爪、水少々を入れ煮る。
   火が通ってきたら、醤油で味付けをし、香りづけにラー油を少々たらす。
3. 2に納豆、削り節を合わせる。

葉付きのかぶを用いれば、チンゲン菜と代用できます。カリウム、カルシウム含有が多い食材です。

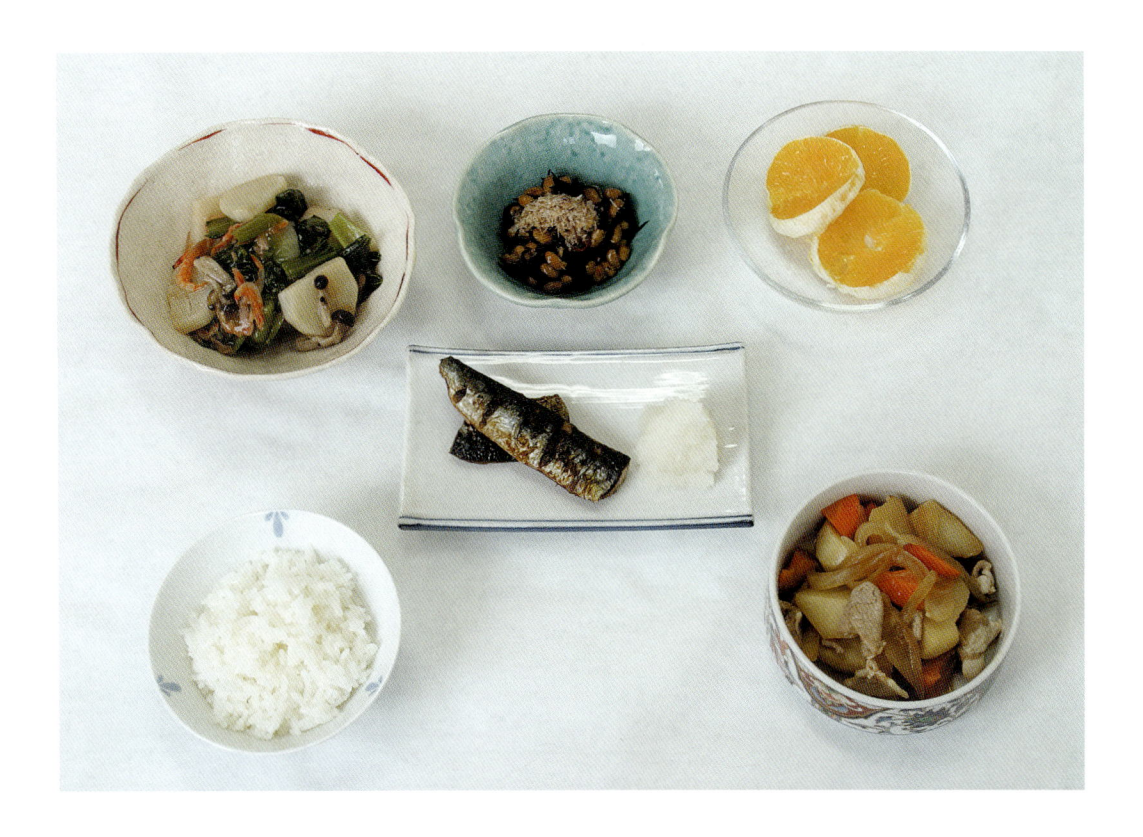

秋

	使用量(g)	蛋白質(g)	ビタミンB₁(mg)	ビタミンB₂(mg)	ナイアシン(mg)	ビタミンD(μg)	鉄(mg)	ビタミンA(μg)	ビタミンC(mg)	カリウム(mg)	カルシウム(mg)	リン(mg)	食物繊維(g)	炭水化物(g)	脂質(g)	エネルギー(kcal)
1食の目安値	−	30.0	0.40	0.50	6.0	2.0	4.0	210	40	1300	300	400	10.0	84	16	600
赤群 いわし・焼	41	10.6	0.02	0.16	4.3	4.2	0.9	18	0	164	53	123	0	0	6	100
削り節	1	0.8	0	0.01	0.4	0	0.1	0	0	8	0	7	0	0	0	4
桜えび・素干し	5	3.2	0.01	0.01	0.3	0	0.2	0	0	60	100	60	0	0	0	16
殻付干えび(サルエビ)	2	1.0	0	0	0.1	0	0.3	0	0	15	142	20	0	0	0	5
糸引き納豆	20	3.3	0.01	0.11	0.2	0	0.7	0	0	132	18	38	1.3	2	2	40
豚もも・赤肉	30	6.6	0.29	0.07	2.0	0	0.3	1	0	111	1	66	0	0	1	38
青群 チンゲン菜・茹	42	0.4	0.01	0.02	0.1	0	0.3	92	6	105	50	11	0.6	1	0	5
人参・茹	21	0.1	0.01	0.01	0.1	0	0	151	0	50	6	5	0.6	2	0	8
とうがらし・乾	0.2	0	0	0	0	0	0	3	0	6	0	1	0.1	0	0	1
かぶ根・皮つき・茹	53	0.4	0.02	0.02	0.3	0	0.2	0	8	164	15	17	1.0	2	0	11
大根	50	0.2	0.01	0.01	0.1	0	0.1	0	6	115	12	9	0.7	2	0	8
たまねぎ・茹	35	0.3	0.01	0	0	0	0.1	0	2	39	6	9	0.6	3	0	11
夏みかん	80	0.7	0.06	0.02	0.3	0	0.2	6	30	152	13	17	1.0	8	0	32
ゆず・果皮	0.5	0	0	0	0	0	0	0	1	1	0	0	0	0	0	0
ひじき・戻*7倍	14	0.2	0.01	0.02	0.1	0	1.1	5	0	88	28	2	0.9	1	0	3
ぶなしめじ・茹	17	0.6	0.03	0.02	0.9	0.6	0.1	0	0	58	0	19	0.8	1	0	4
黄群 精白米・めし	150	3.8	0.03	0.02	0.3	0	0.2	0	0	44	5	51	0.5	56	0	252
じゃが芋・蒸	60	0.9	0.03	0.01	0.5	0	0.2	0	9	198	1	14	1.1	12	0	50
赤群 合計	99	25.5	0.33	0.36	7.2	4.3	2.3	20	0	490	315	314	1.3	3	9	202
青群 合計	312.7	2.9	0.15	0.12	2.0	0.6	2.0	258	54	777	131	89	6.2	21	0	83
黄群 合計	210	4.7	0.06	0.03	0.8	0	0.3	0	9	242	6	65	1.5	67	1	302
総 合 計	621.7	33.0	0.55	0.51	10.0	4.8	4.7	277	63	1509	451	467	9.1	91	10	588

MENU メニュー

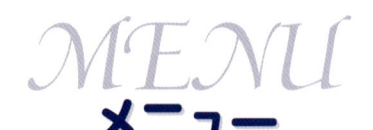

※調理前の重量です

㉗

	赤 群 魚・豆・肉・卵・乳		青 群 野菜・果物・海藻・茸		黄 群 穀類・芋・アルコール・油	
桜えびの卵とじ	卵 さば（缶） ボンレスハム 素干し桜えび	25g 20g 15g 5g	長ねぎ 大根の葉 しょうが	20g 15g 5g	しそ油 塩、コショウ	2g 少々
味噌汁	煮干し 木綿豆腐	2g 30g	たまねぎ	40g	じゃが芋 味噌	30g 8g
ほうれん草の ごま和え	ごま	2g	ほうれん草 しめじ 人参	50g 30g 15g	出汁、醤油	適宜
ヨーグルト和え	ヨーグルト	100g	みかん りんご	40g 70g		
ごはん・納豆	納豆	20g			ごはん	100g

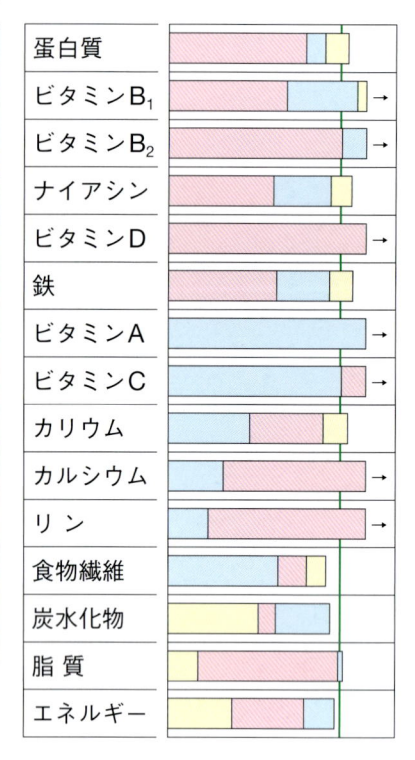

栄養素：蛋白質、ビタミンB₁、ビタミンB₂、ナイアシン、ビタミンD、鉄、ビタミンA、ビタミンC、カリウム、カルシウム、リン、食物繊維、炭水化物、脂質、エネルギー

【作り方】

桜えびの卵とじ
1．しょうがはみじん切り、長ねぎは斜めうす切りにする。ハムは1センチ幅の短冊切りにする。
2．フライパンにしそ油を熱し、しょうがとさば（缶）、ハムを入れ炒め、長ねぎ、大根葉、桜えびを加え炒め、塩、コショウをし、溶き卵を加え、蓋をして蒸らす。

味噌汁
1．煮干しの出汁に一口大に切ったじゃが芋、たまねぎを入れ柔らかく煮る。
2．さいの目に切った豆腐を加え、味噌で調味する。

ほうれん草のごま和え
1．ほうれん草は色よく茹でて4〜5センチ長さに切る。
2．人参は短冊に切り茹で、水にとって冷ます。しめじは、サッと茹で冷ます。
3．ごまに出汁と醤油を加え、材料を和える。

ヨーグルト和え
1．りんごは皮付きのまま飾り切りにする。
　　みかんは皮をむき、房の背に包丁を入れ実を開く。
2．ヨーグルトにりんごとみかんを飾る。

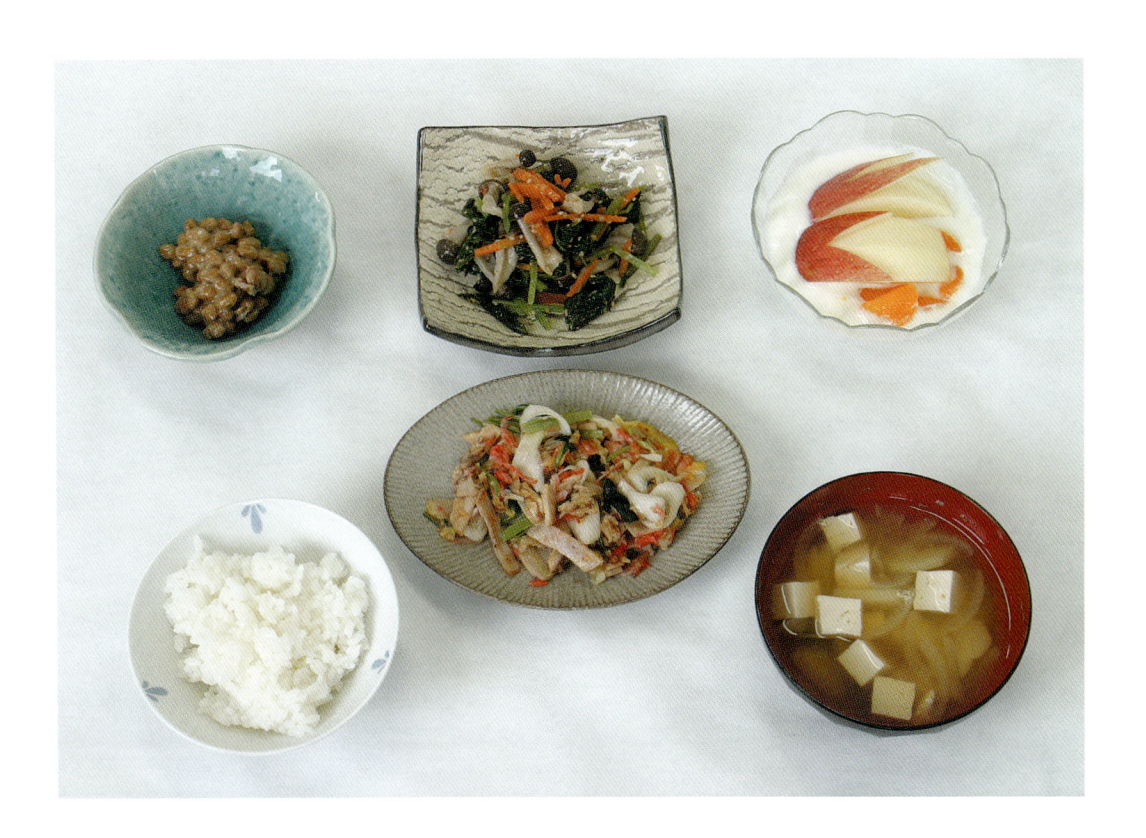

1食の目安	使用量(g)	蛋白質(g)	ビタミンB₁(mg)	ビタミンB₂(mg)	ナイアシン(mg)	ビタミンD(μg)	鉄(mg)	ビタミンA(μg)	ビタミンC(mg)	カリウム(mg)	カルシウム(mg)	リン(mg)	食物繊維(g)	炭水化物(g)	脂質(g)	エネルギー(kcal)
	−	30.0	0.40	0.50	6.0	2.0	4.0	210	40	1300	300	400	10.0	84	16	600
赤群 煮干し(いりこ)	2	1.3	0	0	0.3	0.4	0.4	0	0	24	44	30	0	0	0	7
桜えび・素干し	5	3.2	0.01	0.01	0.3	0	0.2	0	0	60	100	60	0	0	0	16
さば・水煮缶詰	20	4.2	0.03	0.08	1.6	2.2	0.3	0	0	52	52	38	0	0	2	38
木綿豆腐	30	2.0	0.02	0.01	0	0	0.3	0	0	42	36	33	0.1	0	1	22
糸引き納豆	20	3.3	0.01	0.11	0.2	0	0.7	0	0	132	18	38	1.3	2	2	40
ごま・炒り	2	0.4	0.01	0	0.1	0	0.2	0	0	8	24	11	0.3	0	1	12
ボンレスハム	15	2.8	0.14	0.04	1.0	0.1	0.1	0	7	39	1	51	0	0	1	18
鶏卵	25	3.1	0.02	0.11	0	0.5	0.5	38	0	33	13	45	0	0	3	38
ヨーグルト・無糖	100	3.6	0.04	0.14	0.1	0	0	33	1	170	120	100	0	5	3	62
青群 ほうれん草・茹	35	0.9	0.02	0.04	0.1	0	0.3	158	7	172	24	15	1.3	1	0	9
大根の葉	15	0.3	0.01	0.02	0.1	0	0.5	50	8	60	39	8	0.6	1	0	4
人参・茹	13	0.1	0	0.01	0.1	0	0	94	0	31	4	3	0.4	1	0	5
たまねぎ	40	0.4	0.01	0	0	0	0.1	0	3	60	8	13	0.6	4	0	15
長ねぎ	20	0.1	0.01	0.01	0.1	0	0	0	2	36	6	5	0.4	1	0	6
スナップえんどう	10	0.3	0.01	0.01	0.1	0	0.1	3	4	16	3	6	0.3	1	0	4
しょうが	5	0	0	0	0	0	0	0	0	14	1	1	0.1	0	0	2
りんご	70	0.1	0.01	0.01	0.1	0	0	1	3	77	2	7	1.1	10	0	38
温州みかん	40	0.3	0.04	0.01	0.1	0	0.1	34	13	60	8	6	0.4	5	0	18
ぶなしめじ・茹	26	0.9	0.04	0.03	1.4	0.9	0.1	0	0	88	1	29	1.2	2	0	5
黄群 精白米・めし	100	2.5	0.02	0.01	0.2	0	0.1	0	0	29	3	34	0.3	37	0	168
じゃが芋	30	0.5	0.03	0.01	0.4	0	0.1	0	11	123	1	12	0.4	5	0	23
淡色辛みそ	8	1.0	0	0.01	0.1	0	0.3	0	0	30	8	14	0.4	2	0	15
しそ油	2	0	0	0	0	0	0	0	0	0	0	0	0	0	2	18
赤群 合計	219	23.9	0.28	0.50	3.7	3.1	2.5	71	8	560	408	406	1.7	9	13	251
青群 合計	274	3.4	0.16	0.14	2.0	0.9	1.2	339	40	614	96	94	6.4	26	0	105
黄群 合計	140	4.0	0.05	0.03	0.7	0	0.5	0	11	182	12	60	1.1	44	3	225
総 合 計	633	31.3	0.49	0.67	6.4	4.0	4.3	410	59	1356	516	559	9.2	79	16	581

秋

MENU メニュー

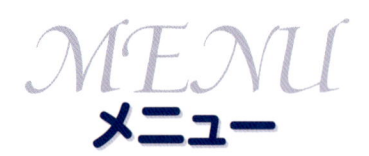

28

※調理前の重量です

	赤群 魚・豆・肉・卵・乳		青群 野菜・果物・海藻・茸		黄群 穀類・芋・アルコール・油	
さばの味噌煮	さば	50g	ごぼう	20g	味噌	5g
			しょうが	5g	酒	5g
					三温糖	3g
ひじきの白和え	木綿豆腐	50g	ひじき(乾)	3g	醤油	2g
			こんにゃく	20g	出汁	少量
			人参	15g	砂糖、塩	少々
チンゲン菜の スープ	卵	25g	チンゲン菜	60g	水溶き片栗粉	適宜
	豚もも肉	15g	生椎茸	15g	醤油、塩、コショウ	
	削り節	2g	えのき茸	15g		少々
			昆布(乾)	5g		
炒り煮干し	煮干し	4g			黒砂糖	3g
果物			キウイフルーツ	80g		
ごはん					ごはん	150g

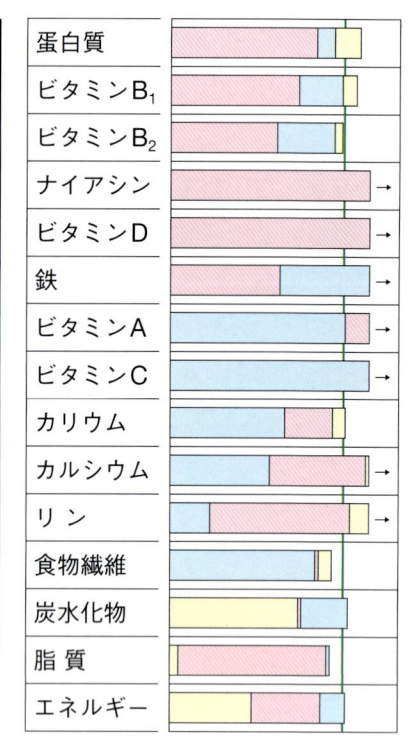

栄養素: 蛋白質、ビタミンB₁、ビタミンB₂、ナイアシン、ビタミンD、鉄、ビタミンA、ビタミンC、カリウム、カルシウム、リン、食物繊維、炭水化物、脂質、エネルギー

【作り方】

さばの味噌煮
1．鍋に調味料と適量の水、せん切りにしたしょうがを入れ煮立て、さばとうす切りにしたごぼうを加えゆっくり煮ていく。

ひじきの白和え
1．ひじきは戻す。人参、こんにゃくは短冊に切る。
2．鍋に出汁、1の材料を入れ煮ていき、調味料で味をつける。
3．豆腐は熱湯に入れ火を通しザルに上げ、水気をきる。
　冷めたら、すり鉢でなめらかになるまで擦る。
4．2と3を和える。

チンゲン菜のスープ
1．生椎茸は石づきを取りうすく切る。えのき茸は根の部分をカットし半分長さに切る。
　チンゲン菜は3〜4センチ長さに切る。
2．鍋に水と細く切った昆布を入れ煮、沸騰したらかつお節を入れる。
　この汁に豚肉、きのこ、チンゲン菜を入れ火を通し、醤油、塩、コショウなどで
　味をつけ、水溶き片栗粉を加え、最後に溶き卵を放す。（卵が散らばらない。）

炒り煮干し
1．煮干しはから炒りする。
2．鍋に、砂糖と水を入れ煮詰めて1の煮干しを入れる。

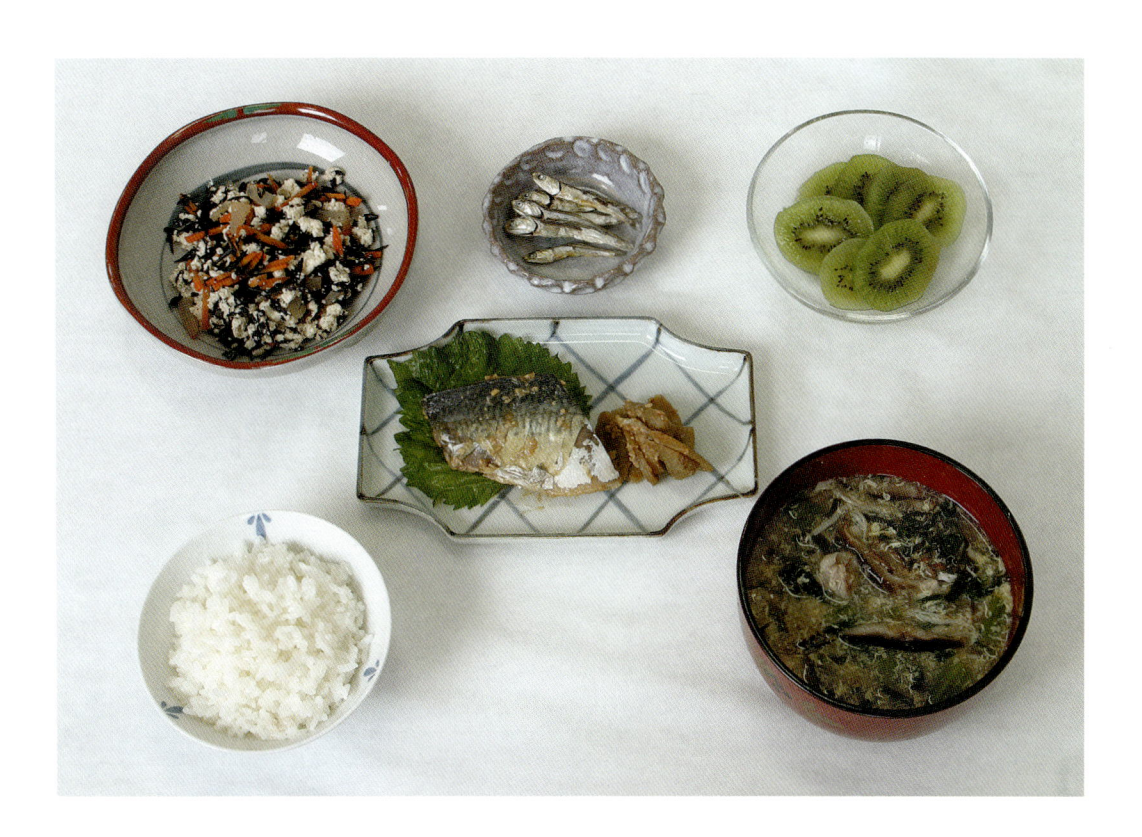

秋

1食の目安値	使用量(g)	蛋白質(g)	ビタミンB₁(mg)	ビタミンB₂(mg)	ナイアシン(mg)	ビタミンD(μg)	鉄(mg)	ビタミンA(μg)	ビタミンC(mg)	カリウム(mg)	カルシウム(mg)	リン(mg)	食物繊維(g)	炭水化物(g)	脂質(g)	エネルギー(kcal)
	−	30.0	0.40	0.50	6.0	2.0	4.0	210	40	1300	300	400	10.0	84	16	600

群	食品	使用量	蛋白質	B₁	B₂	ナイアシン	D	鉄	A	C	K	Ca	P	繊維	炭水化物	脂質	エネルギー
赤群	さば・水煮	50	11.5	0.09	0.14	4.9	4.7	0.6	11	0	135	5	115	0	0	8	127
	煮干し(いりこ)	4	2.6	0	0	0.7	0.7	0.7	0	0	48	88	60	0	0	0	13
	削り節	2	1.5	0.01	0.01	0.7	0.1	0.2	0	0	16	1	14	0	0	0	7
	木綿豆腐	50	3.3	0.04	0.02	0.1	0	0.5	0	0	70	60	55	0.2	1	2	36
	豚もも・赤肉	15	3.3	0.14	0.03	1.0	0	0.1	0	0	56	1	33	0	0	1	19
	鶏卵	25	3.1	0.02	0.11	0	0.5	0.5	38	0	33	13	45	0	0	3	38
青群	チンゲン菜	60	0.4	0.02	0.04	0.2	0	0.7	102	14	156	60	16	0.7	1	0	5
	人参・茹	13	0.1	0	0.01	0.1	0	0	94	0	31	4	3	0.4	1	0	5
	ごぼう・茹	18	0.3	0.01	0	0	0	0.1	0	0	38	9	8	1.1	2	0	10
	しょうが	5	0	0	0	0	0	0	0	0	14	1	1	0.1	0	0	2
	キウイフルーツ	80	0.8	0.01	0.02	0.2	0	0.2	5	55	232	26	26	2.0	11	0	42
	ひじき・戻*7倍	21	0.3	0.01	0.03	0.1	0	1.6	8	0	132	42	3	1.3	2	0	4
	こんにゃく	20	0	0	0	0	0	0.1	0	0	7	9	1	0.4	0	0	1
	昆布・戻*4倍	20	0.3	0	0.01	0.1	0	0.1	3	0	160	21	7	1.2	3	0	7
	えのき茸	15	0.4	0.04	0.03	1.0	0.1	0.2	0	0	51	0	17	0.6	1	0	3
	生椎茸	15	0.5	0.02	0.03	0.6	0.3	0	0	2	42	0	11	0.5	1	0	3
黄群	精白米・めし	150	3.8	0.03	0.02	0.3	0	0.2	0	0	44	5	51	0.5	56	0	252
	淡色辛みそ	5	0.6	0	0.01	0.1	0	0.2	0	0	19	5	9	0.2	1	0	10
	黒砂糖	3	0.1	0	0	0	0	0.1	0	0	33	7	1	0	3	0	11
	三温糖	3	0	0	0	0	0	0	0	0	0	0	0	0	3	0	11
	赤群 合計	146	25.3	0.30	0.31	7.4	6.0	2.5	49	0	357	167	322	0.2	1	14	240
	青群 合計	267	3.1	0.10	0.17	2.3	0.5	3.1	212	72	862	172	93	8.4	23	0	83
	黄群 合計	161	4.4	0.03	0.02	0.4	0	0.5	0	0	96	17	60	0.7	62	1	284
	総 合 計	574	32.8	0.43	0.50	10.1	6.4	6.2	261	72	1315	356	475	9.3	86	15	606

MENU メニュー

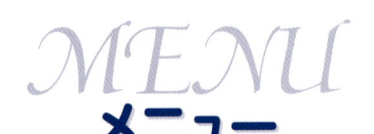

29

※調理前の重量です

	赤 群 魚・豆・肉・卵・乳	青 群 野菜・果物・海藻・茸	黄 群 穀類・芋・アルコール・油
焼きさば	さば　　　70g	大根おろし　50g	
ひじきの煮物	生揚げ　　25g 大豆（茹）　15g	ひじき(乾)　4g ごぼう　　25g 人参　　　20g	醤油、砂糖　適宜
小松菜の えごま和え	えごま(すり)4g	小松菜　　70g しめじ　　40g 人参　　　10g	醤油、砂糖　適宜
あさりの味噌汁	木綿豆腐　30g あさり　　8g （殻つき 約20g）	長ねぎ　　10g	味噌　　　8g
デザート	ヨーグルト70g	柿　　　　90g	
ごはん			ごはん　　130g

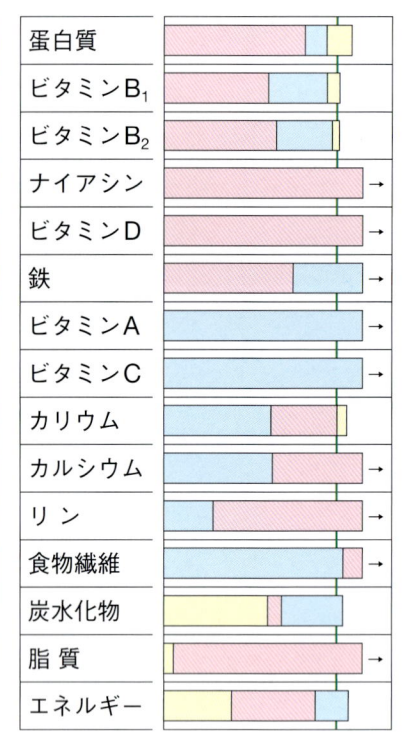

- 蛋白質
- ビタミンB₁
- ビタミンB₂
- ナイアシン →
- ビタミンD →
- 鉄
- ビタミンA →
- ビタミンC →
- カリウム
- カルシウム
- リン →
- 食物繊維 →
- 炭水化物
- 脂質 →
- エネルギー

【作り方】

ひじきの煮物
1．ひじきは戻す。人参、ごぼうはささがきにする。生揚げはうすい短冊に切る。
2．鍋にごぼう、人参、水少量を入れ煮ていき、ひじき、生揚げ、大豆を加え少し煮て醤油、砂糖で調味する。

小松菜のえごま和え
1．人参は皮をむき、うすく短冊に切る。しめじは石づきを取り手で裂き、サッと湯通しする。小松菜は、茹でて3〜4センチ長さに切る。
2．えごまはすり鉢でする。醤油、砂糖を加え、野菜と和える。

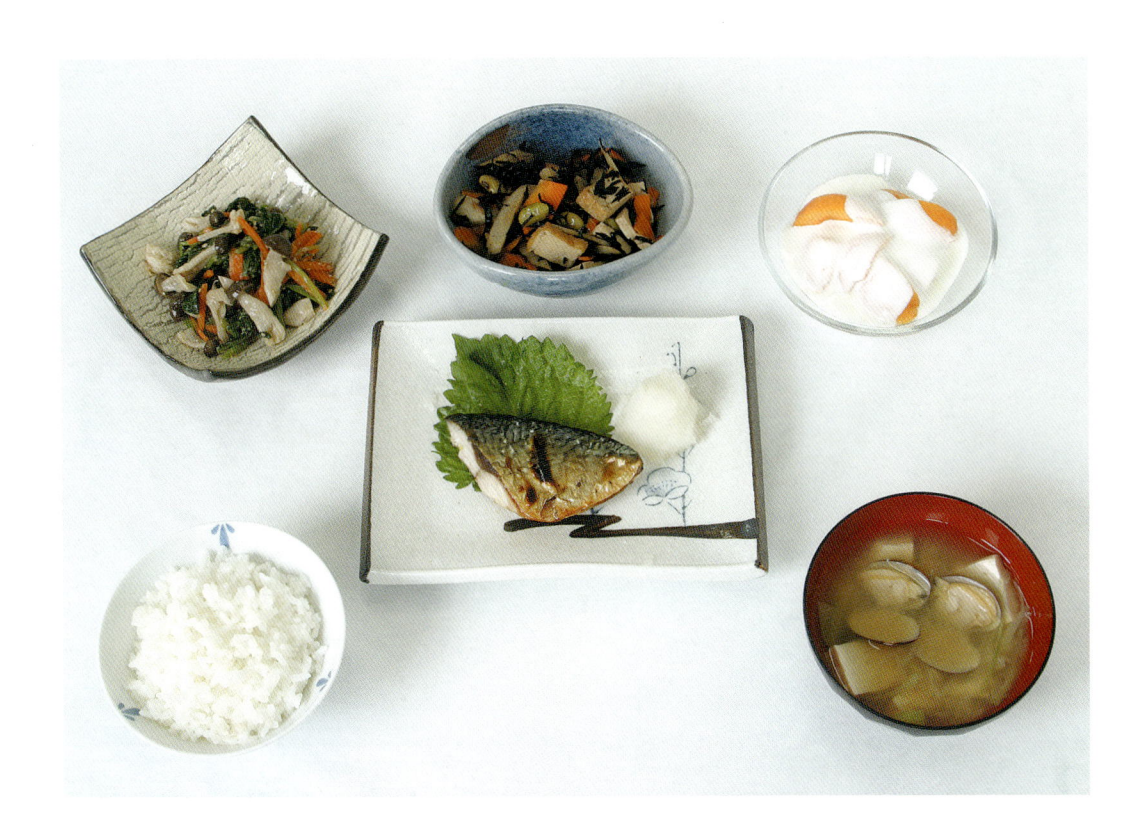

秋

	使用量(g)	蛋白質(g)	ビタミンB₁(mg)	ビタミンB₂(mg)	ナイアシン(mg)	ビタミンD(μg)	鉄(mg)	ビタミンA(μg)	ビタミンC(mg)	カリウム(mg)	カルシウム(mg)	リン(mg)	食物繊維(g)	炭水化物(g)	脂質(g)	エネルギー(kcal)
1食の目安値	−	30.0	0.40	0.50	6.0	2.0	4.0	210	40	1300	300	400	10.0	84	16	600

群	食品	使用量	蛋白質	B₁	B₂	ナイアシン	D	鉄	A	C	K	Ca	P	繊維	炭水化物	脂質	エネルギー
赤群	さば・焼	53	13.7	0.12	0.17	6.3	6.0	0.8	11	0	191	7	154	0	0	9	144
	あさり	8	0.5	0	0.01	0.1	0	0.3	0	0	11	5	7	0	0	0	2
	木綿豆腐	30	2.0	0.02	0.01	0	0	0.3	0	0	42	36	33	0.1	0	1	22
	生揚げ(厚揚げ)・油抜き**	25	2.7	0.02	0.01	0	0	0.7	0	0	30	60	38	0.2	0	2	33
	大豆・茹	15	2.4	0.03	0.01	0.1	0	0.3	0	0	86	11	29	1.1	1	1	27
	えごま・乾	4	0.7	0.02	0.01	0.3	0	0.7	0	0	24	16	22	0.8	1	2	22
	ヨーグルト・無糖	70	2.5	0.03	0.10	0.1	0	0	23	1	119	84	70	0	3	2	43
青群	小松菜・茹	61	1.0	0.02	0.04	0.2	0	1.3	159	13	85	92	28	1.5	2	0	9
	人参・茹	25	0.2	0.01	0.01	0.1	0	0.1	180	1	60	8	6	0.8	2	0	10
	大根	50	0.2	0.01	0.01	0.1	0	0.1	0	6	115	12	9	0.7	2	0	9
	ごぼう・茹	22	0.3	0.01	0	0	0	0.2	0	0	46	11	10	1.3	3	0	13
	長ねぎ	10	0.1	0	0	0	0	0	0	1	18	3	3	0.2	1	0	3
	柿(渋抜き)	90	0.5	0.02	0.02	0.3	0	0.1	23	50	180	6	14	2.5	15	0	57
	ひじき・戻*7倍	28	0.4	0.01	0.04	0.1	0	2.2	11	0	176	56	4	1.7	2	0	5
	ぶなしめじ・茹	35	1.2	0.05	0.04	1.8	1.2	0.2	0	0	119	1	39	1.7	2	0	7
黄群	精白米・めし	130	3.3	0.03	0.01	0.3	0	0.1	0	0	38	4	44	0.4	48	0	218
	淡色辛みそ	8	1.0	0	0.01	0.1	0	0.3	0	0	30	8	14	0.4	2	0	15
	赤群 合計	205	24.4	0.24	0.32	6.9	6.0	3.0	34	1	502	219	352	2.2	7	18	292
	青群 合計	321	3.7	0.14	0.16	2.7	1.2	4.1	372	70	799	187	112	10.3	30	0	113
	黄群 合計	138	4.3	0.03	0.02	0.4	0	0.5	0	0	68	12	58	0.8	50	1	234
	総 合 計	664	32.4	0.40	0.51	9.9	7.1	7.5	406	70	1370	418	522	13.3	87	19	639

MENU メニュー

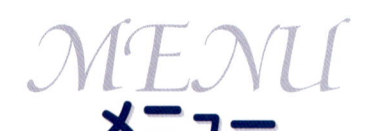

※調理前の重量です

㉚

	赤 群 魚・豆・肉・卵・乳		青 群 野菜・果物・海藻・茸		黄 群 穀類・芋・アルコール・油	
焼きさんま	さんま	65g	大根おろし	50g		
なすと豚肉の炒め煮	豚もも肉	20g	なす ピーマン	100g 30g	しそ油 醤油、酒	4g 適宜
卵スープ	木綿豆腐 卵	30g 20g	小松菜 しめじ	45g 20g	出汁、醤油、塩 水溶き片栗粉	適宜 少々
ひじきの煮物	生揚げ むき枝豆	20g 10g	ひじき(乾) 人参	5g 20g	醤油、みりん 出汁	適宜 少量
果物			キウイフルーツ	70g		
ごはん					ごはん	130g

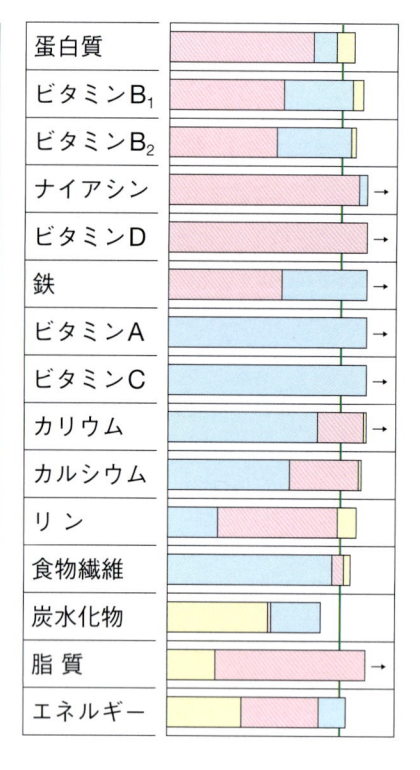

栄養素: 蛋白質, ビタミンB₁, ビタミンB₂, ナイアシン, ビタミンD, 鉄, ビタミンA, ビタミンC, カリウム, カルシウム, リン, 食物繊維, 炭水化物, 脂質, エネルギー

【作り方】

なすと豚肉の炒め煮
1. なすはヘタをとって4等分に切り水にさらす。ピーマンは種を取り細切りにする。
2. 豚肉は細切りにする。
3. 鍋に豚肉、なすを入れ、水少々としそ油を加え、蓋をし蒸し煮する。
   ピーマンを加え色が変わらないうちに醤油、酒で調味する。

卵スープ
1. 小松菜は茹でて、3センチ長さに切りそろえておく。
2. 出汁でしめじを煮て、さいの目に切った豆腐、小松菜を入れ、醤油、塩で調味する。
3. 2に水溶き片栗粉を入れかき混ぜ、溶き卵を静かに流し入れる。

ひじきの煮物
1. ひじきは戻す。人参は皮をむきうすい短冊切りにする。生揚げも短冊切りにする。
2. 鍋に出汁と人参を入れ、やわらかくなってきたらひじき、生揚げを加える。
3. 全体が煮えてきたら、醤油、みりんで調味し、枝豆を加え、ひと煮立ちさせる。

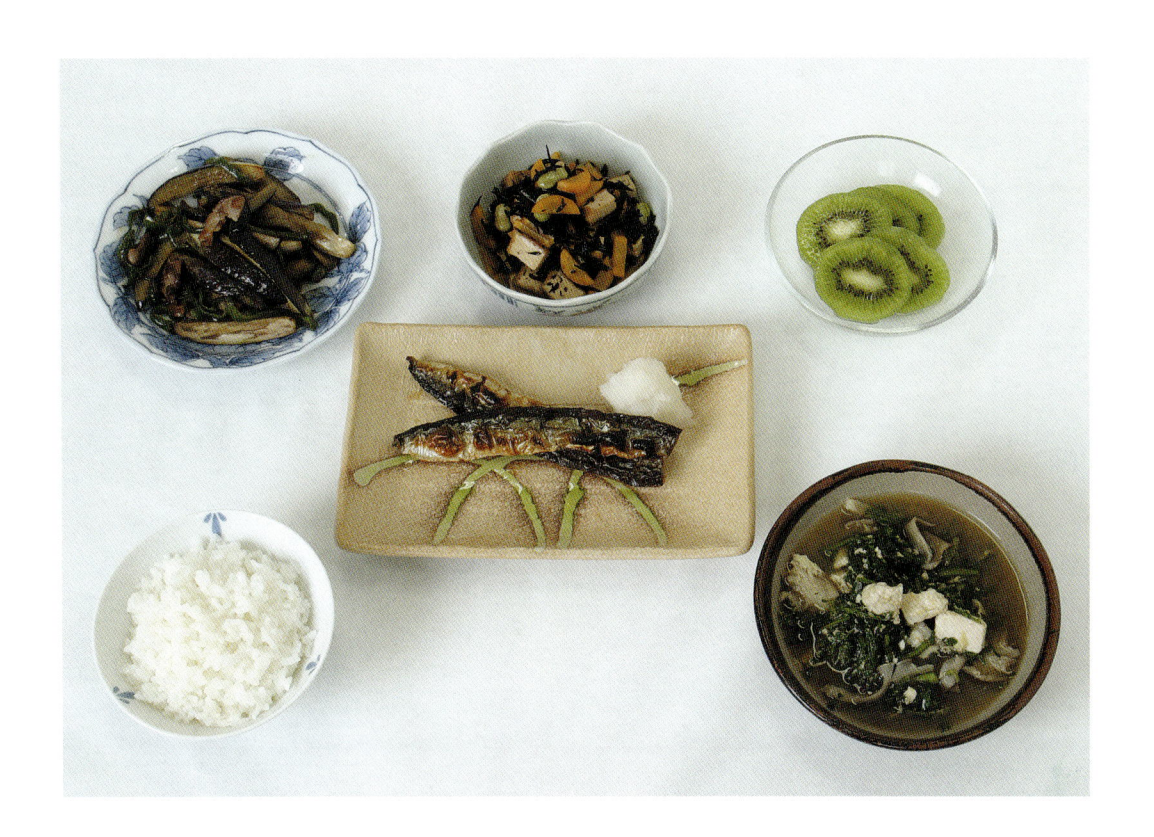

1食の目安値	使用量(g)	蛋白質(g)	ビタミンB₁(mg)	ビタミンB₂(mg)	ナイアシン(mg)	ビタミンD(μg)	鉄(mg)	ビタミンA(μg)	ビタミンC(mg)	カリウム(mg)	カルシウム(mg)	リン(mg)	食物繊維(g)	炭水化物(g)	脂質(g)	エネルギー(kcal)
	−	30.0	0.40	0.50	6.0	2.0	4.0	210	40	1300	300	400	10.0	84	16	600

群	食品	使用量	蛋白質	B₁	B₂	ナイアシン	D	鉄	A	C	K	Ca	P	繊維	炭水化物	脂質	kcal
赤群	さんま・焼	51	12.7	0	0.15	5.1	8.1	1.0	7	0	148	18	117	0	0	11	152
	木綿豆腐	30	2.0	0.02	0.01	0	0	0.3	0	0	42	36	33	0.1	0	1	22
	生揚げ（厚揚げ）・油抜き**	20	2.1	0.01	0.01	0	0	0.5	0	0	24	48	30	0.1	0	2	26
	枝豆・茹	10	1.2	0.02	0.01	0.1	0	0.3	2	2	49	8	17	0.5	1	1	13
	豚もも・赤肉	20	4.4	0.19	0.05	1.3	0	0.2	1	0	74	1	44	0	0	1	26
	鶏卵	20	2.5	0.01	0.09	0	0.4	0.4	30	0	26	10	36	0	0	2	30
青群	小松菜	45	0.7	0.04	0.06	0.5	0	1.3	117	18	225	77	20	0.9	1	0	6
	人参・茹	17	0.1	0.01	0.01	0.1	0	0	122	0	41	5	4	0.5	2	0	7
	なす・茹	100	1.0	0.04	0.04	0.4	0	0.3	8	1	180	20	27	2.1	5	0	19
	大根	50	0.2	0.01	0.01	0.1	0	0.1	0	6	115	12	9	0.7	2	0	9
	青ピーマン	30	0.3	0.01	0.01	0.2	0	0.1	10	23	57	3	7	0.7	2	0	7
	キウイフルーツ	70	0.7	0.01	0.01	0.2	0	0.2	4	48	203	23	22	1.8	9	0	37
	ひじき・戻*7倍	35	0.5	0.02	0.05	0.1	0	2.7	13	0	220	70	5	2.1	3	0	7
	ぶなしめじ	20	0.5	0.03	0.03	1.3	0.4	0.1	0	1	76	0	20	0.7	1	0	4
黄群	精白米・めし	130	3.3	0.03	0.01	0.3	0	0.1	0	0	38	4	44	0.4	48	0	218
	しそ油	4	0	0	0	0	0	0	0	0	0	0	0	0	0	4	37
	赤群 合計	151	24.8	0.26	0.31	6.6	8.5	2.6	40	2	363	121	277	0.7	2	17	269
	青群 合計	367	4.0	0.16	0.22	2.9	0.4	4.8	275	97	1117	210	114	9.4	24	1	95
	黄群 合計	134	3.3	0.03	0.01	0.3	0	0.1	0	0	38	4	44	0.4	48	4	255
	総 合 計	652	32.1	0.45	0.54	9.7	8.9	7.6	314	99	1517	335	435	10.5	74	22	619

秋

MENU メニュー

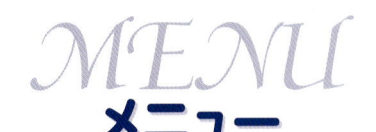

③31

※調理前の重量です

	赤 群 魚・豆・肉・卵・乳		青 群 野菜・果物・海藻・茸		黄 群 穀類・芋・アルコール・油	
ほっけの開き	ほっけ開干	50g	大根おろし	50g		
おから	おから	50g	ごぼう	20g	しそ油	3g
	豚ひき肉	25g	人参	15g	醤油	4g
			長ねぎ	10g	酒	2g
			ひじき(乾)	3g	砂糖	少々
ミモザ和え	卵	20g	オータムポエム	65g	醤油	少々
	削り節	3g				
味噌汁	煮干し	3g	チンゲン菜	65g	味噌	8g
			たまねぎ	15g		
果物			キウイフルーツ	70g		
ごはん					ごはん	130g

栄養素グラフ：蛋白質、ビタミンB₁、ビタミンB₂、ナイアシン、ビタミンD→、鉄→、ビタミンA、ビタミンC、カリウム、カルシウム→、リン、食物繊維→、炭水化物、脂質、エネルギー

【作り方】

おから

1. 人参はうすい短冊切りにする。ごぼうはささがきにする。長ねぎは斜めうす切りにする。
2. ひじきは戻す。
3. 鍋に人参、ごぼう、ひき肉とひたひたの水を加え、ひと煮する。
4. 次にひじきを入れ、調味料としそ油を加え、味を見ておから、長ねぎを入れ全体に火を通す。

ミモザ和え

1. オータムポエムは色よく茹で4～5センチ長さに切る。
2. 卵はボウルに割りほぐし電子レンジに約1分かけ、炒り卵を作る。
3. 1と2を削り節、しょうゆを加えて和える。

チンゲン菜と白菜の栄養価の比較（100g当り）
冬によくとれる白菜ですが、チンゲン菜と比較すると不足する栄養素は鉄、ビタミンA、カリウム、カルシウム、食物繊維です。
これを補うのには、緑黄色野菜、小魚などを増量して食べる必要があります。

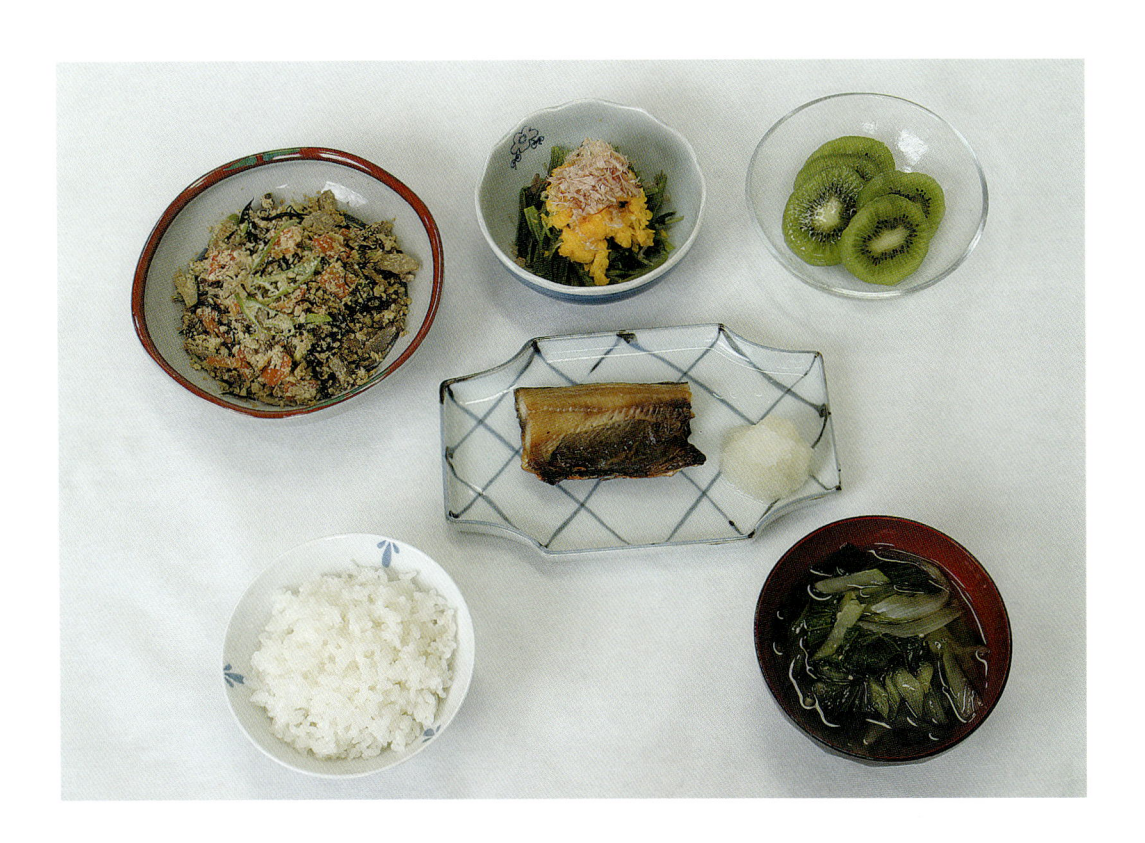

秋

1食の目安値	使用量(g)	蛋白質(g)	ビタミンB₁(mg)	ビタミンB₂(mg)	ナイアシン(mg)	ビタミンD(μg)	鉄(mg)	ビタミンA(μg)	ビタミンC(mg)	カリウム(mg)	カルシウム(mg)	リン(mg)	食物繊維(g)	炭水化物(g)	脂質(g)	エネルギー(kcal)
	−	30.0	0.40	0.50	6.0	2.0	4.0	210	40	1300	300	400	10.0	84	16	600

群	食品	使用量	蛋白質	B₁	B₂	ナイアシン	D	鉄	A	C	K	Ca	P	繊維	炭水	脂質	kcal
赤群	ほっけ・開き干し	50	9.1	0.05	0.12	1.6	2.0	0.3	11	1	165	80	150	0	0	3	71
	煮干し(いりこ)	3	1.9	0	0	0.5	0.5	0.5	0	0	36	66	45	0	0	0	10
	削り節	3	2.3	0.01	0.02	1.1	0.1	0.3	1	0	24	1	20	0	0	0	11
	おから・新製法	50	3.1	0.06	0.02	0.1	0	0.7	0	0	175	41	50	5.8	7	2	56
	豚ひき肉	25	4.7	0.16	0.06	1.4	0.1	0.3	3	1	78	2	43	0	0	4	55
	鶏卵	20	2.5	0.01	0.09	0	0.4	0.4	30	0	26	10	36	0	0	2	30
青群	チンゲン菜	65	0.4	0.02	0.05	0.2	0	0.7	111	16	169	65	18	0.8	1	0	6
	なばな・洋種・茹	65	2.3	0.04	0.08	0.4	0	0.5	150	36	137	62	46	2.7	3	0	20
	人参	15	0.1	0.01	0.01	0.1	0	0	102	1	41	4	4	0.4	1	0	6
	大根	50	0.2	0.01	0.01	0.1	0	0.1	0	6	115	12	9	0.7	2	0	9
	ごぼう	20	0.4	0.01	0.01	0.1	0	0.1	0	1	64	9	12	1.1	3	0	13
	たまねぎ	15	0.2	0	0	0	0	0	0	1	23	3	5	0.2	1	0	6
	長ねぎ	10	0.1	0	0	0	0	0	0	1	18	3	3	0.2	1	0	3
	キウイフルーツ	70	0.7	0.01	0.01	0.2	0	0.2	4	48	203	23	22	1.8	9	0	37
	ひじき・戻*7倍	21	0.3	0.01	0.03	0.1	0	1.6	8	0	132	42	3	1.3	2	0	4
黄群	精白米・めし	130	3.3	0.03	0.01	0.3	0	0.1	0	0	38	4	44	0.4	48	0	218
	淡色辛みそ	8	1.0	0	0.01	0.1	0	0.3	0	0	30	8	14	0.4	2	0	15
	しそ油	3	0	0	0	0	0	0	0	0	0	0	0	0	0	3	28
	赤群 合計	151	23.5	0.28	0.29	4.7	3.1	2.3	44	2	504	200	343	5.8	7	11	232
	青群 合計	331	4.6	0.11	0.20	1.2	0	3.3	374	109	900	223	121	9.1	24	1	103
	黄群 合計	141	4.3	0.03	0.02	0.4	0	0.5	0	0	68	12	58	0.8	50	4	261
	総 合 計	623	32.3	0.42	0.51	6.3	3.1	6.1	419	110	1472	434	522	15.6	81	16	597

MENU メニュー

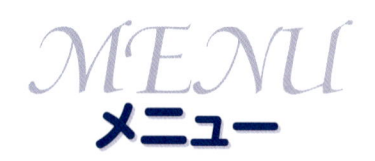

※調理前の重量です

㉜

	赤 群 魚・豆・肉・卵・乳		青 群 野菜・果物・海藻・茸		黄 群 穀類・芋・アルコール・油	
まぐろの刺身	まぐろ	50g	大根（つま） しその葉 しょうが	20g 2g 5g	醤油	少々
お浸し	炒り卵	30g	オータムポエム	60g		
刻み昆布と生揚げの煮物	生揚げ	25g	刻み昆布（乾） 小松菜 長ねぎ	4g 45g 10g	出汁、醤油 適宜	
豚キムチ	豚もも肉	20g	にら 白菜キムチ	30g 30g	しそ油	3g
炒り煮干し	煮干し	3g				
果物			キウイフルーツ	80g		
ごはん					ごはん	160g

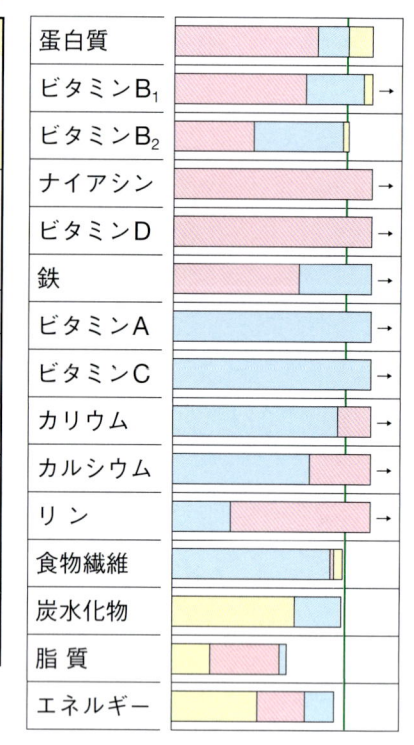

栄養素：蛋白質、ビタミンB₁、ビタミンB₂、ナイアシン、ビタミンD、鉄、ビタミンA、ビタミンC、カリウム、カルシウム、リン、食物繊維、炭水化物、脂質、エネルギー

【作り方】

まぐろの刺身
1. 皿に大根のツマと、青しそを添えまぐろを盛る。しょうがはおろす。
2. しょうが醤油でいただく。

刻み昆布と生揚げの煮物
1. 昆布は戻して3～4センチ長さに切る。
2. 長ねぎはうすく小口切にする。生揚げは一口大に切る。
3. 小松菜は、茹でて3～4センチ長さに切る。
4. 出汁で昆布を煮て、煮えてきたら生揚げ、小松菜を加え調味し、最後に長ねぎを加えて火を止める。

豚キムチ
1. にら、白菜キムチは3～4センチ長さに切る。
2. フライパンに豚肉、にら、白菜キムチを入れ、しそ油を加え炒める。
3. 味を見て足りないときは、塩、コショウなどで調味する。

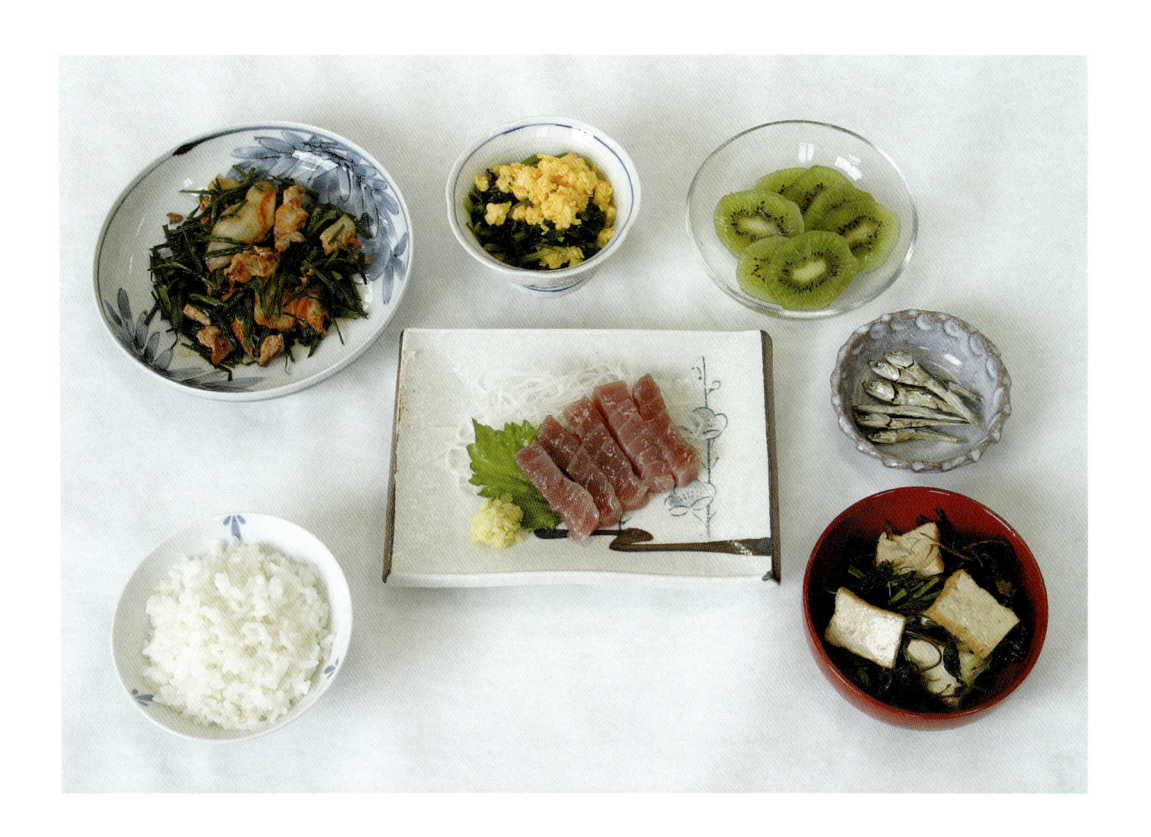

秋

1食の目安値	使用量(g)	蛋白質(g)	ビタミンB₁(mg)	ビタミンB₂(mg)	ナイアシン(mg)	ビタミンD(μg)	鉄(mg)	ビタミンA(μg)	ビタミンC(mg)	カリウム(mg)	カルシウム(mg)	リン(mg)	食物繊維(g)	炭水化物(g)	脂質(g)	エネルギー(kcal)
	−	30.0	0.40	0.50	6.0	2.0	4.0	210	40	1300	300	400	10.0	84	16	600

群	食品	使用量	蛋白質	B₁	B₂	ナイアシン	D	鉄	A	C	K	Ca	P	繊維	炭水	脂質	kcal
赤群	きはだまぐろ	50	12.2	0.08	0.05	8.8	3.0	1.0	1	0	225	3	145	0	0	0	53
	煮干し(いりこ)	3	1.9	0	0	0.5	0.5	0.5	0	0	36	66	45	0	0	0	10
	生揚げ(厚揚げ)・油抜き**	25	2.7	0.02	0.01	0	0	0.7	0	0	30	60	38	0.2	0	2	33
	豚もも・赤肉	20	4.4	0.19	0.05	1.3	0	0.2	1	0	74	1	44	0	0	1	26
	鶏卵	30	3.7	0.02	0.13	0	0.5	0.5	45	0	39	15	54	0	0	3	45
青群	なばな・洋種・茹	60	2.2	0.04	0.08	0.4	0	0.4	138	33	126	57	43	2.5	3	0	19
	小松菜	45	0.7	0.04	0.06	0.5	0	1.3	117	18	225	77	20	0.9	1	0	6
	にら	30	0.5	0.02	0.04	0.2	0	0.2	87	6	153	14	9	0.8	1	0	6
	しそ・葉	2	0.1	0	0.01	0	0	0	18	1	10	5	1	0.1	0	0	1
	大根	20	0.1	0	0	0	0	0	0	2	46	5	3	0.3	1	0	4
	長ねぎ	10	0.1	0	0	0	0	0	0	1	18	3	3	0.2	1	0	3
	しょうが	5	0	0	0	0	0	0	0	0	14	1	1	0.1	0	0	2
	キムチ	30	0.8	0.02	0.04	0.2	0	0.2	5	7	102	14	17	0.8	2	0	14
	キウイフルーツ	80	0.8	0.01	0.02	0.2	0	0.2	5	55	232	26	26	2.0	11	0	42
	刻み昆布・戻*5.7倍	22	0.2	0	0.01	0	0	0.3	0	0	316	36	11	1.5	2	0	4
黄群	精白米・めし	160	4.0	0.03	0.02	0.3	0	0.2	0	0	46	5	54	0.5	59	0	269
	しそ油	3	0	0	0	0	0	0	0	0	0	0	0	0	0	3	28
	赤群 合計	128	24.9	0.31	0.23	10.6	4.1	2.9	47	0	404	145	326	0.2	0	6	166
	青群 合計	304	5.4	0.13	0.26	1.6	0	2.8	370	123	1242	238	134	9.2	22	1	100
	黄群 合計	163	4.0	0.03	0.02	0.3	0	0.2	0	0	46	5	54	0.5	59	3	296
	総 合 計	595	34.3	0.47	0.50	12.6	4.1	5.8	417	123	1692	387	514	9.8	82	11	563

MENU メニュー

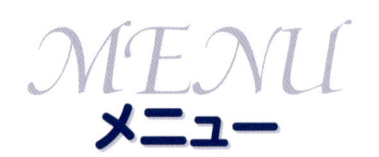

※調理前の重量です

33

	赤 群 魚・豆・肉・卵・乳	青 群 野菜・果物・海藻・茸	黄 群 穀類・芋・アルコール・油
変わりにら卵	卵　　　　　　50g ボンレスハム　20g 素干し桜えび　5g	にら　　　　　40g	醤油　　　　適宜 しそ油　　　　3g
納豆	納豆　　　　　30g 削り節　　　　5g	大根葉の塩漬　30g	
切干し大根と人参 の煮物	煮干し　　　　2g （粉末）	切干し大根(乾) 6g 人参　　　　　20g	醤油　　　　適宜
大根おろし	しらす干し　　6g	大根おろし　　35g	
果物		柿　　　　　100g	
ごはん			ごはん　　　150g

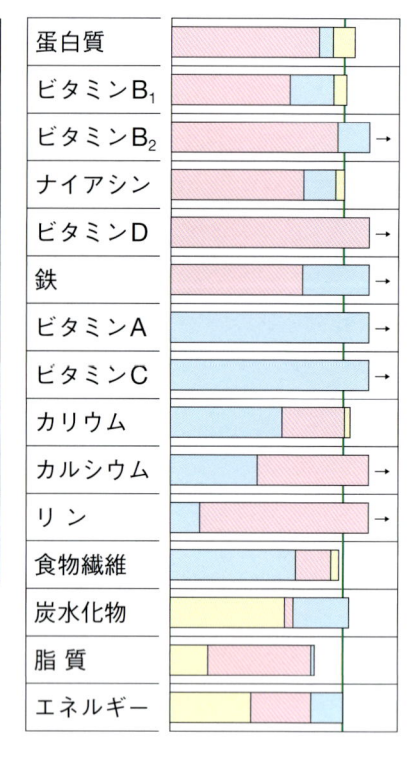

栄養素: 蛋白質, ビタミンB₁, ビタミンB₂, ナイアシン, ビタミンD, 鉄, ビタミンA, ビタミンC, カリウム, カルシウム, リン, 食物繊維, 炭水化物, 脂質, エネルギー

【作り方】

変わりにら卵
1. にらは4～5センチ長さに切る。ハムは半分に切り、1センチ幅に切る。
2. 鍋に1、桜えび、煮干し粉末、水少々を入れ火を通し、醤油で調味し、しそ油を回し入れ溶き卵でとじる。

納豆
1. 大根葉は細かく刻む。
2. 納豆に大根葉、削り節を加えよく混ぜる。

切干し大根と人参の煮物
1. 人参は皮をむき、うすく短冊に切る。切干し大根は戻しておく。
2. 鍋に1と煮干し粉末、水を加えやわらかく煮る。醤油で調味する。

常備しておくと便利な食材を中心に栄養素を揃えました。
煮干し、素干し桜えびは、カルシウム、切干し大根はカリウム、食物繊維に富んでいます。

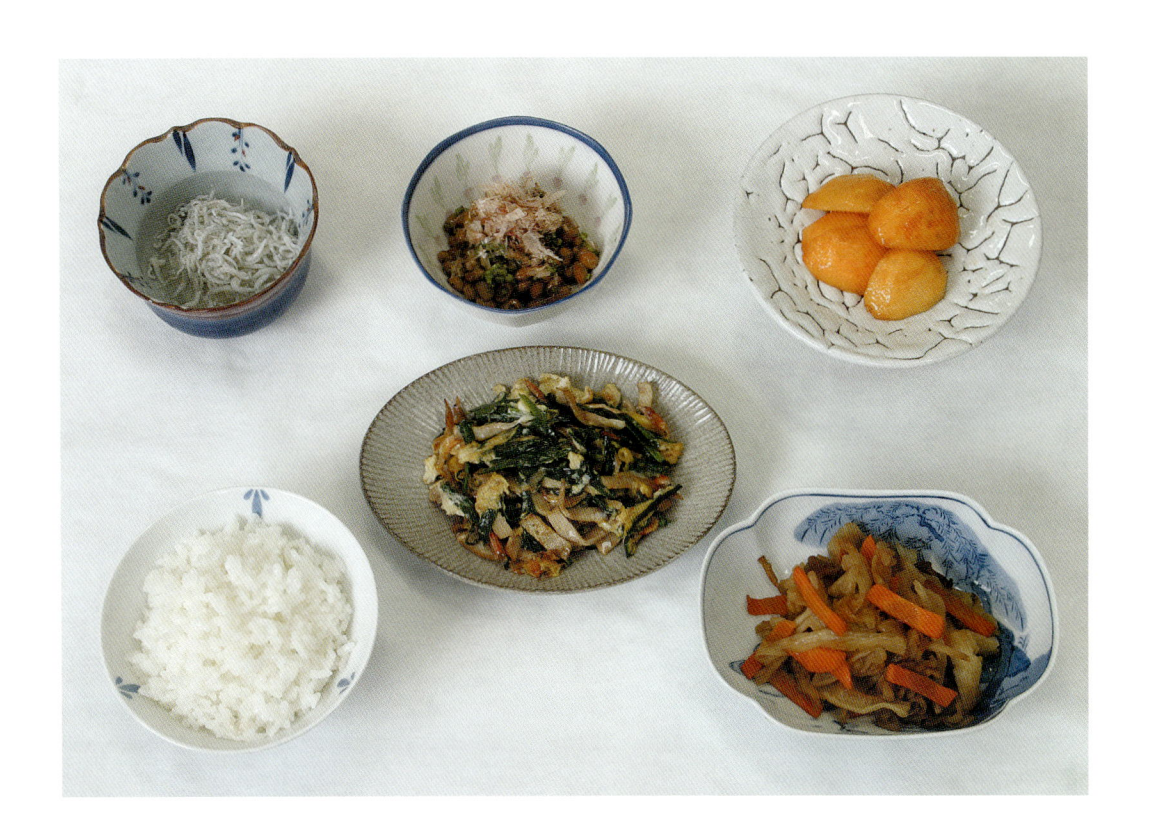

秋

1食の目安値	使用量(g)	蛋白質(g)	ビタミンB₁(mg)	ビタミンB₂(mg)	ナイアシン(mg)	ビタミンD(μg)	鉄(mg)	ビタミンA(μg)	ビタミンC(mg)	カリウム(mg)	カルシウム(mg)	リン(mg)	食物繊維(g)	炭水化物(g)	脂質(g)	エネルギー(kcal)
	−	30.0	0.40	0.50	6.0	2.0	4.0	210	40	1300	300	400	10.0	84	16	600

群	食品	使用量	蛋白質	B₁	B₂	ナイアシン	D	鉄	A	C	カリウム	カルシウム	リン	食物繊維	炭水化物	脂質	エネルギー
赤群	しらす干し・半乾燥	6	2.4	0.01	0	0.4	3.7	0	14	0	29	31	52	0	0	0	12
	削り節	5	3.8	0.02	0.03	1.9	0.2	0.5	1	0	41	2	34	0	0	0	18
	煮干し(いりこ)	2	1.3	0	0	0.3	0.4	0.4	0	0	24	44	30	0	0	0	7
	桜えび・素干し	5	3.2	0.01	0.01	0.3	0	0.2	0	0	60	100	60	0	0	0	16
	糸引き納豆	30	5.0	0.02	0.17	0.3	0	1.0	0	0	198	27	57	2.0	4	3	60
	ボンレスハム	20	3.7	0.18	0.06	1.3	0.1	0.1	0	10	52	2	68	0	0	1	24
	鶏卵	50	6.2	0.03	0.22	0.1	0.9	0.9	75	0	65	26	90	0	0	5	76
青群	にら	40	0.7	0.02	0.05	0.2	0	0.3	116	8	204	19	12	1.1	2	0	8
	大根の葉	30	0.7	0.03	0.05	0.2	0	0.9	99	16	120	78	16	1.2	2	0	8
	人参・茹	17	0.1	0.01	0.01	0.1	0	0	122	0	41	5	4	0.5	2	0	7
	大根	35	0.1	0.01	0	0.1	0	0.1	0	4	81	8	6	0.5	1	0	6
	切干し大根・戻*5倍	30	0.3	0.02	0.01	0.3	0	0.6	0	0	192	32	13	1.2	4	0	17
	柿(渋抜き)	100	0.5	0.02	0.02	0.3	0	0.1	25	55	200	7	16	2.8	17	0	63
黄群	精白米・めし	150	3.8	0.03	0.02	0.3	0	0.2	0	0	44	5	51	0.5	56	0	252
	しそ油	3	0	0	0	0	0	0	0	0	0	0	0	0	0	3	28
	赤群 合計	118	25.6	0.27	0.48	4.6	5.2	3.0	91	10	469	232	391	2.0	4	10	211
	青群 合計	252	2.4	0.10	0.14	1.1	0	2.0	362	83	837	150	67	7.3	27	0	108
	黄群 合計	153	3.8	0.03	0.02	0.3	0	0.2	0	0	44	5	51	0.5	56	3	280
	総 合 計	523	31.8	0.40	0.64	6.0	5.2	5.2	453	92	1350	386	508	9.7	87	13	599

MENU メニュー

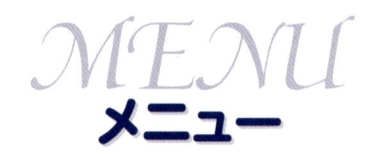

34

※調理前の重量です

	赤 群 魚・豆・肉・卵・乳	青 群 野菜・果物・海藻・茸	黄 群 穀類・芋・アルコール・油
レバニラ炒め	豚レバー　60g	にら　　　　50g もやし　　　50g 長ねぎ　　　30g 人参　　　　20g にんにく　　 8g しょうが　　 5g	ごま油　　2g しそ油　　3g 醤油　　　4g 酒　　　　2g
炒り煮干し	煮干し　5g		
お浸し	素干桜えび　5g ごま　　　　1g	チンゲン菜　55g しめじ　　　30g えのき茸　　20g きくらげ(乾) 2g	醤油、酒、砂糖 少々
ヨーグルト和え	ヨーグルト　150g	みかん　　　50g りんご　　　50g	
ごはん			ごはん　120g

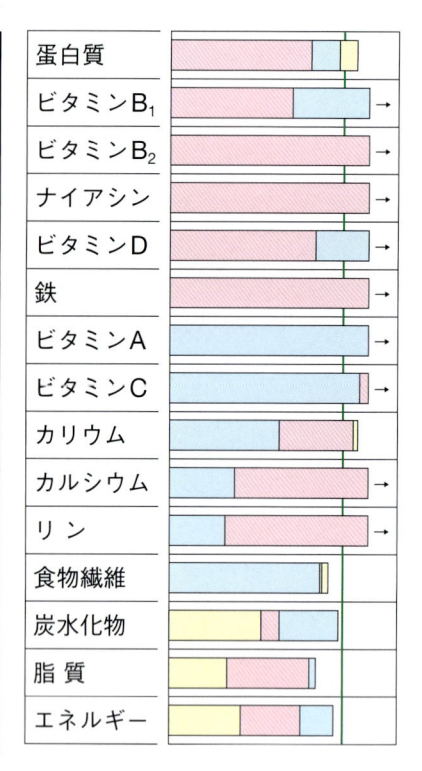

栄養素バランス: 蛋白質、ビタミンB₁、ビタミンB₂、ナイアシン、ビタミンD、鉄、ビタミンA、ビタミンC、カリウム、カルシウム、リン、食物繊維、炭水化物、脂質、エネルギー

【作り方】

レバニラ炒め

1. にんにく、しょうがはみじん切り。長ねぎは斜めうす切り。人参は細切り。にらは4～5センチに切る。
2. レバーは塩水で振り洗いし、熱湯でサッと茹でておく。
3. フライパンにごま油を熱し、にんにく、しょうがを炒め人参、もやし、レバーを順に入れ炒める。次に、にら、長ねぎを入れ調味料で味を調える。最後にしそ油を回しかける。

お浸し

1. きくらげは水で戻し、手で適当な大きさにちぎり、熱湯でサッと茹でる。
2. しめじ、えのき茸は石づきをカットし手でほぐし、熱湯でサッと茹でる。
3. チンゲン菜は色よく茹で4～5センチに切る。
4. 全ての材料に桜えび、ごま、調味料を加え和える。

きのこ類はカリウム、食物繊維を豊富に含んでいます。きくらげは特にビタミンDの含有量が多い食品です。
きのこ類も野菜同様よく噛んで食べましょう。

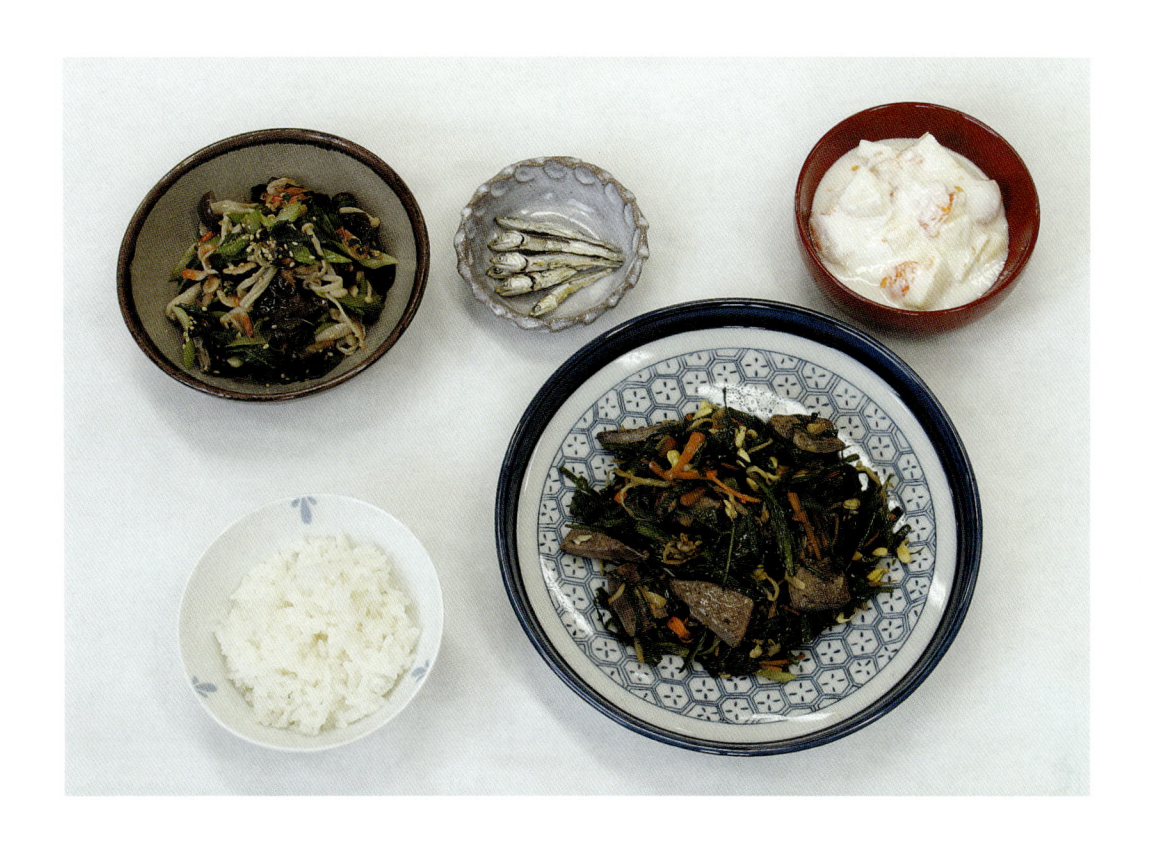

秋

1食の目安値	使用量(g)	蛋白質(g)	ビタミンB₁(mg)	ビタミンB₂(mg)	ナイアシン(mg)	ビタミンD(μg)	鉄(mg)	ビタミンA(μg)	ビタミンC(mg)	カリウム(mg)	カルシウム(mg)	リン(mg)	食物繊維(g)	炭水化物(g)	脂質(g)	エネルギー(kcal)
	−	30.0	0.40	0.50	6.0	2.0	4.0	210	40	1300	300	400	10.0	84	16	600

群	食品	使用量	蛋白質	B₁	B₂	ナイアシン	D	鉄	A	C	カリウム	カルシウム	リン	食物繊維	炭水化物	脂質	エネルギー
赤群	煮干し(いりこ)	5	3.2	0.01	0.01	0.8	0.9	0.9	0	0	60	110	75	0	0	0	17
	桜えび・素干し	5	3.2	0.01	0.01	0.3	0	0.2	0	0	60	100	60	0	0	0	16
	ごま・炒り	1	0.2	0	0	0.1	0	0.1	0	0	4	12	6	0.1	0	1	6
	豚・肝臓(レバー)	60	12.2	0.20	2.16	8.4	0.8	7.8	7800	12	174	3	204	0	2	2	77
	ヨーグルト・無糖	150	5.4	0.06	0.21	0.2	0	0	50	2	255	180	150	0	7	5	93
青群	にら	50	0.9	0.03	0.07	0.3	0	0.4	145	10	255	24	16	1.4	2	0	11
	チンゲン菜・茹	39	0.4	0.01	0.02	0.1	0	0.3	86	6	98	47	11	0.6	1	0	5
	人参	20	0.1	0.01	0.01	0.1	0	0	136	1	54	5	5	0.5	2	0	7
	ブラックマッペもやし	50	1.0	0.02	0.03	0.2	0	0.2	0	6	36	8	14	0.7	1	0	8
	長ねぎ	30	0.2	0.01	0.01	0.1	0	0.1	0	3	54	9	8	0.7	2	0	8
	にんにく	8	0.5	0.02	0.01	0.1	0	0.1	0	1	42	1	12	0.5	2	0	11
	しょうが	5	0	0	0	0	0	0	0	0	14	1	1	0.1	0	0	2
	温州みかん	50	0.4	0.05	0.02	0.2	0	0.1	42	16	75	11	8	0.5	6	0	23
	りんご	50	0.1	0.01	0.01	0.1	0	0	1	2	55	2	5	0.8	7	0	27
	ぶなしめじ・茹	26	0.9	0.04	0.03	1.4	0.9	0.1	0	0	88	1	29	1.2	2	0	5
	黒きくらげ・茹	20	0.1	0	0	0	7.9	0.1	0	0	7	5	2	1.0	1	0	3
	えのき茸・茹	17	0.5	0.03	0.02	0.6	0.2	0.2	0	0	46	0	19	0.8	1	0	4
黄群	精白米・めし	120	3.0	0.02	0.01	0.2	0	0.1	0	0	35	4	41	0.4	45	0	202
	しそ油	3	0	0	0	0	0	0	0	0	0	0	0	0	0	3	28
	ごま油	2	0	0	0	0	0	0	0	0	0	0	0	0	0	2	18
	赤群合計	221	24.3	0.28	2.38	9.7	1.7	9.0	7850	14	553	405	495	0.1	9	8	208
	青群合計	365	4.9	0.23	0.23	3.1	8.9	1.6	410	44	824	112	128	8.7	28	1	113
	黄群合計	125	3.0	0.02	0.01	0.2	0	0.1	0	0	35	4	41	0.4	45	5	248
	総合計	711	32.2	0.54	2.62	13.1	10.6	10.6	8260	57	1412	521	663	9.1	82	14	568

MENU メニュー

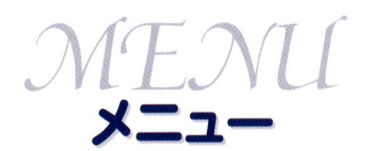

③⑤

※調理前の重量です

	赤 群 魚・豆・肉・卵・乳	青 群 野菜・果物・海藻・茸	黄 群 穀類・芋・アルコール・油
焼きさけ	さけ　　　　55g	大根おろし　50g	
変わり納豆	納豆　　　　25g チーズ　　　5g	長ねぎ　　　5g	醤油(タレ) 少々
味噌汁	木綿豆腐　　20g 煮干し　　　3g うち豆(乾)　5g	白菜　　　　30g	じゃが芋　　30g 味噌　　　　8g
小松菜の炒め煮	豚もも肉　　10g ごま　　　　2g	小松菜　　　50g 人参　　　　30g 刻み昆布(乾)　5g ひじき(乾)　3g	しそ油　　　3g 醤油、酒　　適宜
果物		はっさく　　60g	
ごはん			ごはん　　150g

栄養素バランス: 蛋白質、ビタミンB₁、ビタミンB₂、ナイアシン、ビタミンD、鉄、ビタミンA、ビタミンC、カリウム、カルシウム、リン、食物繊維、炭水化物、脂質、エネルギー

【作り方】

変わり納豆
1．チーズは5ミリ角切りにする。長ねぎはうすい小口切りにする。
2．1を納豆に入れ醤油を加える。

味噌汁
1．鍋に煮干しと水を入れ、一口大に切ったじゃが芋、うち豆を入れ煮、そこへ白菜、わかめ、豆腐を入れ味噌で調味する。

小松菜の炒め煮
1．ひじき、刻み昆布は戻し、昆布は4～5センチ長さに切る。
2．人参は拍子木切り、小松菜は茹でて4～5センチ長さに切る。
3．鍋にしそ油を熱し、一口大に切った豚肉、人参を入れ炒め、水をひたひたに加え火を通す。そこへ1を加え、さらに煮る。
4．醤油、酒等で調味し、最後に青みに小松菜を加える。器に盛り付け、上からごまをふる。

小松菜は他ににら、チンゲン菜で代用できます。
はっさくは他に柿、みかんで代用できます。

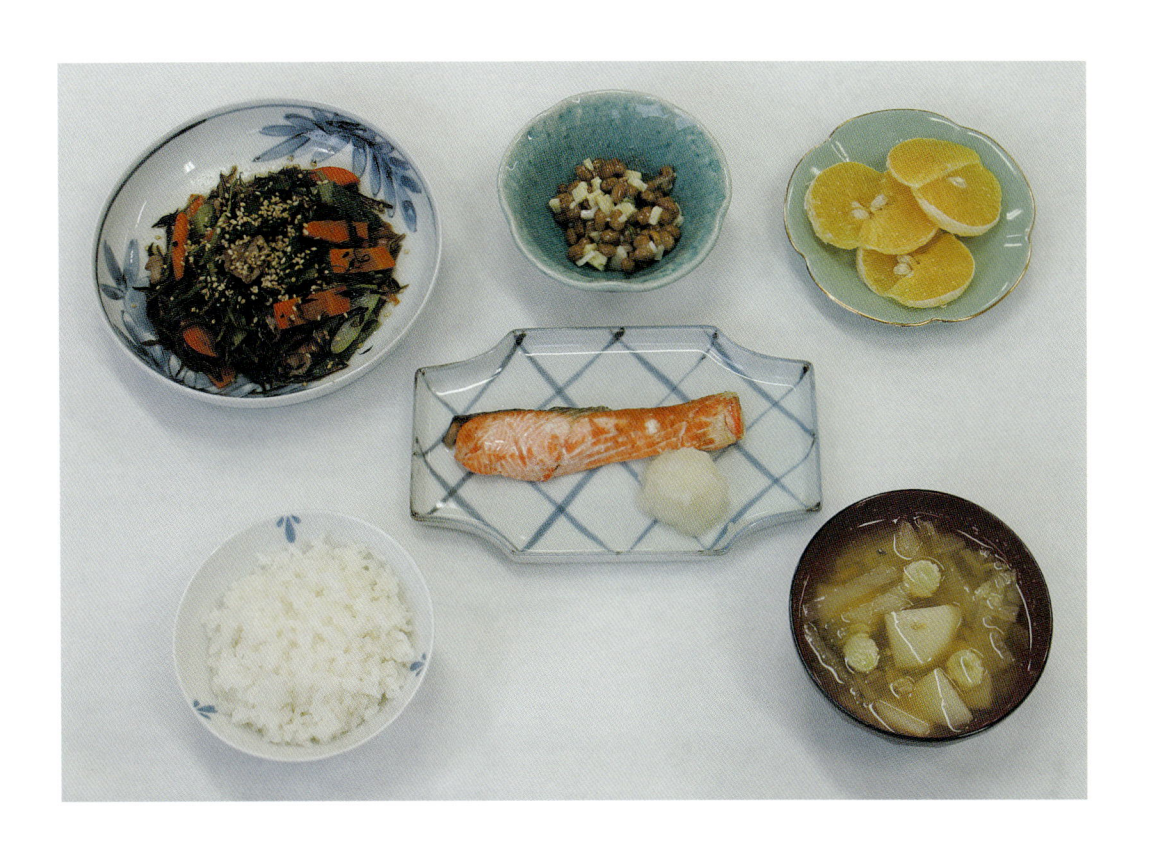

	使用量 (g)	蛋白質 (g)	ビタミンB₁ (mg)	ビタミンB₂ (mg)	ナイアシン (mg)	ビタミンD (μg)	鉄 (mg)	ビタミンA (μg)	ビタミンC (mg)	カリウム (mg)	カルシウム (mg)	リン (mg)	食物繊維 (g)	炭水化物 (g)	脂質 (g)	エネルギー (kcal)
1食の目安値	−	30.0	0.40	0.50	6.0	2.0	4.0	210	40	1300	300	400	10.0	84	16	600

群	食品	使用量	蛋白質	B₁	B₂	ナイアシン	D	鉄	A	C	K	Ca	P	繊維	炭水	脂質	kcal
赤群	さけ・焼	40	11.6	0.07	0.10	3.5	15.8	0.2	6	0	176	8	124	0	0	2	68
	煮干し(いりこ)	3	1.9	0	0	0.5	0.5	0.5	0	0	36	66	45	0	0	0	10
	糸引き納豆	25	4.1	0.02	0.14	0.3	0	0.8	0	0	165	23	48	1.7	3	3	50
	木綿豆腐	20	1.3	0.01	0.01	0	0	0.2	0	0	28	24	22	0.1	0	1	14
	大豆・茹	11	1.8	0.02	0.01	0.1	0	0.2	0	0	63	8	21	0.8	1	1	20
	ごま・炒り	2	0.4	0.01	0	0.1	0	0.2	0	0	8	24	11	0.3	0	1	12
	豚もも・赤肉	10	2.2	0.10	0.02	0.7	0	0.1	0	0	37	0	22	0	0	0	13
	プロセスチーズ	5	1.1	0	0.02	0	0	0	13	0	3	32	37	0	0	1	17
青群	小松菜	50	0.8	0.05	0.07	0.5	0	1.4	130	20	250	85	23	1.0	1	0	7
	人参	30	0.2	0.01	0.01	0.2	0	0.1	204	1	81	8	7	0.8	3	0	11
	大根	50	0.2	0.01	0.01	0.1	0	0.1	0	6	115	12	9	0.7	2	0	9
	白菜	30	0.2	0.01	0.01	0.2	0	0.1	2	6	66	13	10	0.4	1	0	4
	長ねぎ	5	0	0	0	0	0	0	0	1	9	2	1	0.1	0	0	1
	はっさく	60	0.5	0.04	0.02	0.1	0	0.1	5	24	108	8	10	0.9	7	0	27
	刻み昆布・戻*5.7倍	28	0.3	0.01	0.01	0.1	0	0.4	0	0	403	46	15	1.9	2	0	5
	ひじき・戻*7倍	21	0.3	0.01	0.03	0.1	0	1.6	8	0	132	42	3	1.3	2	0	4
黄群	精白米・めし	150	3.8	0.03	0.02	0.3	0	0.2	0	0	44	5	51	0.5	56	0	252
	じゃが芋・蒸	30	0.5	0.02	0.01	0.2	0	0.1	0	5	99	1	7	0.5	6	0	25
	淡色辛みそ	8	1.0	0	0.01	0.1	0	0.3	0	0	30	8	14	0.4	2	0	15
	しそ油	3	0	0	0	0	0	0	0	0	0	0	0	0	0	3	28
	赤群 合計	116	24.5	0.23	0.31	5.1	16.3	2.3	19	1	516	184	329	2.8	5	9	204
	青群 合計	274	2.4	0.13	0.16	1.2	0	3.8	350	56	1164	215	77	6.9	18	0	69
	黄群 合計	191	5.2	0.05	0.03	0.7	0	0.6	0	5	173	13	72	1.4	63	4	320
	総 合 計	581	32.2	0.41	0.50	7.0	16.3	6.6	369	61	1852	412	478	11.1	86	14	593

秋冬

MENU メニュー

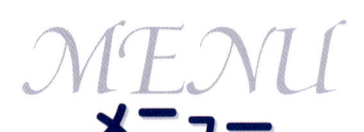

36

※調理前の重量です

	赤 群 魚・豆・肉・卵・乳	青 群 野菜・果物・海藻・茸	黄 群 穀類・芋・アルコール・油
焼きさけ 付け合せ	さけ　　55g	ブロッコリー　60g	
卵とじ	卵　　　　　25g ボンレスハム 10g	小松菜　　　80g	出汁　　　少量 しそ油　　　2g 醤油、酒　少々
生揚げの煮物	生揚げ　　60g	人参　　　　25g ひじき（乾）　3g	出汁 めんつゆなどで
ヨーグルト和え	ヨーグルト　50g	バナナ　　　40g りんご　　　30g	さつま芋　　50g
ごはん			ごはん　　130g

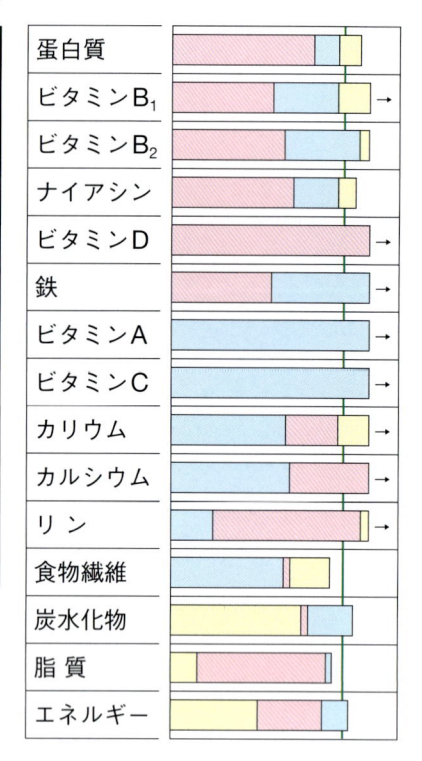

栄養素: 蛋白質、ビタミンB₁、ビタミンB₂、ナイアシン、ビタミンD、鉄、ビタミンA、ビタミンC、カリウム、カルシウム、リン、食物繊維、炭水化物、脂質、エネルギー

【作り方】

卵とじ
1. 小松菜は色よく茹で3～4センチ長さに切っておく。
2. ハムは1センチ幅に切る。
3. 小松菜を出汁で煮て、ハムを加え、醤油、酒で味をつけ、しそ油を加え溶き卵でとじる。

ヨーグルト和え
1. さつま芋は皮付きのまま1センチ角に切り蒸す。
   りんごはよく洗い、皮付のいちょう切りにする。バナナは1センチの輪切りにする。
2. 1をヨーグルトで和える。

バナナやりんごはカリウムを多く含む反面、ビタミンCはほとんど含まれていません。
このような時は、ビタミンCを多く含む野菜などと組み合わせると良いでしょう。
ブロッコリー、ピーマンなどがお勧めです。

秋 冬

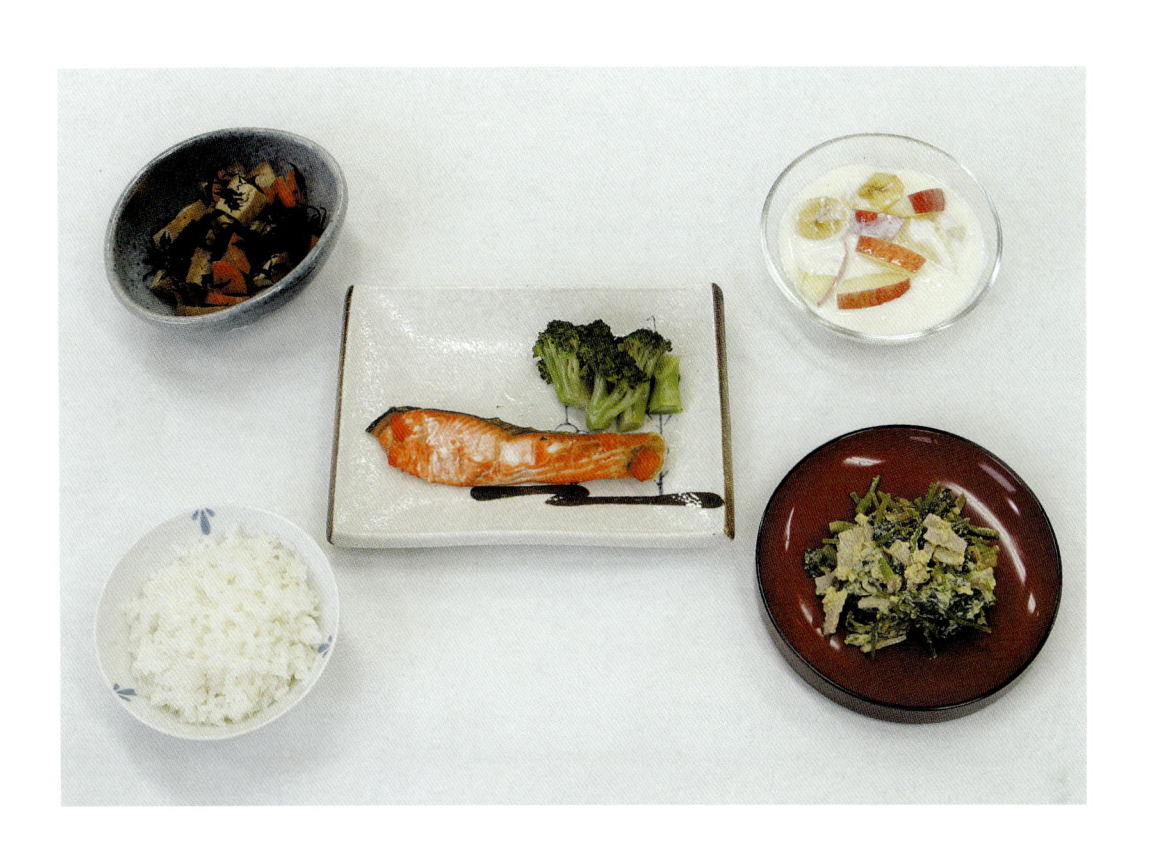

	使用量 (g)	蛋白質 (g)	ビタミンB₁ (mg)	ビタミンB₂ (mg)	ナイアシン (mg)	ビタミンD (μg)	鉄 (mg)	ビタミンA (μg)	ビタミンC (mg)	カリウム (mg)	カルシウム (mg)	リン (mg)	食物繊維 (g)	炭水化物 (g)	脂質 (g)	エネルギー (kcal)
1食の目安値	−	30.0	0.40	0.50	6.0	2.0	4.0	210	40	1300	300	400	10.0	84	16	600

群		使用量	蛋白質	B₁	B₂	ナイアシン	D	鉄	A	C	K	Ca	P	繊維	炭水	脂質	kcal
赤群	さけ・焼	40	11.6	0.07	0.10	3.5	15.8	0.2	6	0	176	8	124	0	0	2	68
	生揚げ(厚揚げ)・油抜き**	60	6.4	0.04	0.02	0.1	0	1.6	0	0	72	144	90	0.4	1	5	78
	ボンレスハム	10	1.9	0.09	0.03	0.7	0.1	0.1	0	5	26	1	34	0	0	0	12
	鶏卵	25	3.1	0.02	0.11	0	0.5	0.5	38	0	33	13	45	0	0	3	38
	ヨーグルト・無糖	50	1.8	0.02	0.07	0.1	0	0	17	1	85	60	50	0	2	2	31
青群	小松菜	80	1.2	0.07	0.10	0.8	0	2.2	208	31	400	136	36	1.5	2	0	11
	ブロッコリー・茹	60	2.1	0.04	0.05	0.2	0	0.4	38	32	108	20	40	2.2	3	0	16
	人参・茹	21	0.1	0.01	0.01	0.1	0	0	151	0	50	6	5	0.6	2	0	8
	バナナ	40	0.4	0.02	0.02	0.3	0	0.1	2	6	144	2	11	0.4	9	0	34
	りんご	30	0.1	0.01	0	0	0	0	1	1	33	1	3	0.5	4	0	16
	ひじき・戻*7倍	21	0.3	0.01	0.03	0.1	0	1.6	8	0	132	42	3	1.3	2	0	4
黄群	精白米・めし	130	3.3	0.03	0.01	0.3	0	0.1	0	0	38	4	44	0.4	48	0	218
	さつま芋・蒸	50	0.6	0.05	0.02	0.4	0	0.3	1	10	245	24	21	1.9	16	0	66
	しそ油	2	0	0	0	0	0	0	0	0	0	0	0	0	0	2	18
	赤群 合計	185	24.8	0.24	0.33	4.3	16.3	2.3	60	6	392	225	343	0.4	3	12	227
	青群 合計	252	4.2	0.15	0.22	1.5	0	4.5	408	72	867	207	98	6.5	22	1	90
	黄群 合計	182	3.9	0.08	0.03	0.6	0	0.4	1	10	283	27	65	2.3	64	2	302
	総 合 計	619	32.9	0.46	0.57	6.4	16.3	7.2	469	87	1541	460	506	9.3	89	15	619

MENU メニュー ㊲

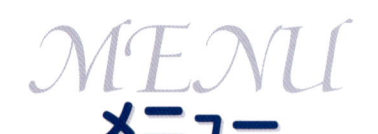

※調理前の重量です

	赤 群 魚・豆・肉・卵・乳		青 群 野菜・果物・海藻・茸		黄 群 穀類・芋・アルコール・油	
さけのパン粉焼き ブロッコリー添え	さけ 卵	40g 10g	ブロッコリー パセリ レモン輪切り	40g 5g 10g	小麦粉 パン粉 しそ油 大豆油	4g 4g 2g 3g
青菜のすまし汁	卵	20g	小松菜	30g		
ごぼうの煮物	生揚げ 豚もも肉	20g 15g	ごぼう 小松菜 人参	40g 20g 20g	出汁 塩、醤油	150g 適宜
炒り煮干し	煮干し 4g					
さつま芋と りんごの シナモン煮	ヨーグルト	60g	りんご	50g	さつま芋 きび砂糖 シナモン	50g 3g 少々
えびごはん	素干桜えび 白いりごま	3g 0.5g	大根葉の塩漬	15g	ごはん	100g

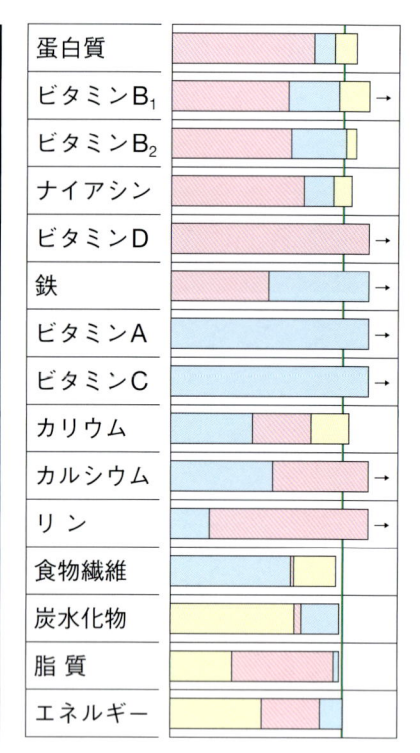

栄養素:蛋白質、ビタミンB₁、ビタミンB₂、ナイアシン、ビタミンD、鉄、ビタミンA、ビタミンC、カリウム、カルシウム、リン、食物繊維、炭水化物、脂質、エネルギー

【作り方】

さけのパン粉焼き ブロッコリー添え
1. さけ切り身に塩、コショウをし下味をつける。
2. 1に小麦粉、溶き卵、パン粉の順につけ、しそ油と大豆油を合わせたものを上からかけ、オーブンで約10〜15分焼く。
3. ブロッコリーは小房に分け、色よく茹でる。
4. 皿に2を盛り、ブロッコリー、レモンの輪切り、パセリを添える。

ごぼうの煮物
1. 人参、ごぼうはささがきにする。
2. 豚肉、生揚げは一口大に切る。
3. 出汁に1を入れ煮ていき、次に2を加え調味する。最後に青みに小松菜を加える。

さつま芋とりんごのシナモン煮
1. りんごは皮付きのままいちょう切りにし、ひたひたの水とシナモン、きび砂糖で透明になるくらい煮る。
2. サツマイモは皮付きのまま、さいの目に切って蒸して冷ます。
3. 1と2をヨーグルトと和える。

えびごはん
1. 米45ｇ（ご飯にすると100g）を洗米し、分量の水に桜えびを加え炊飯する。
2. 炊き上がったら、大根葉の塩漬け、白いりごまを混ぜ、茶碗に盛る。

秋冬

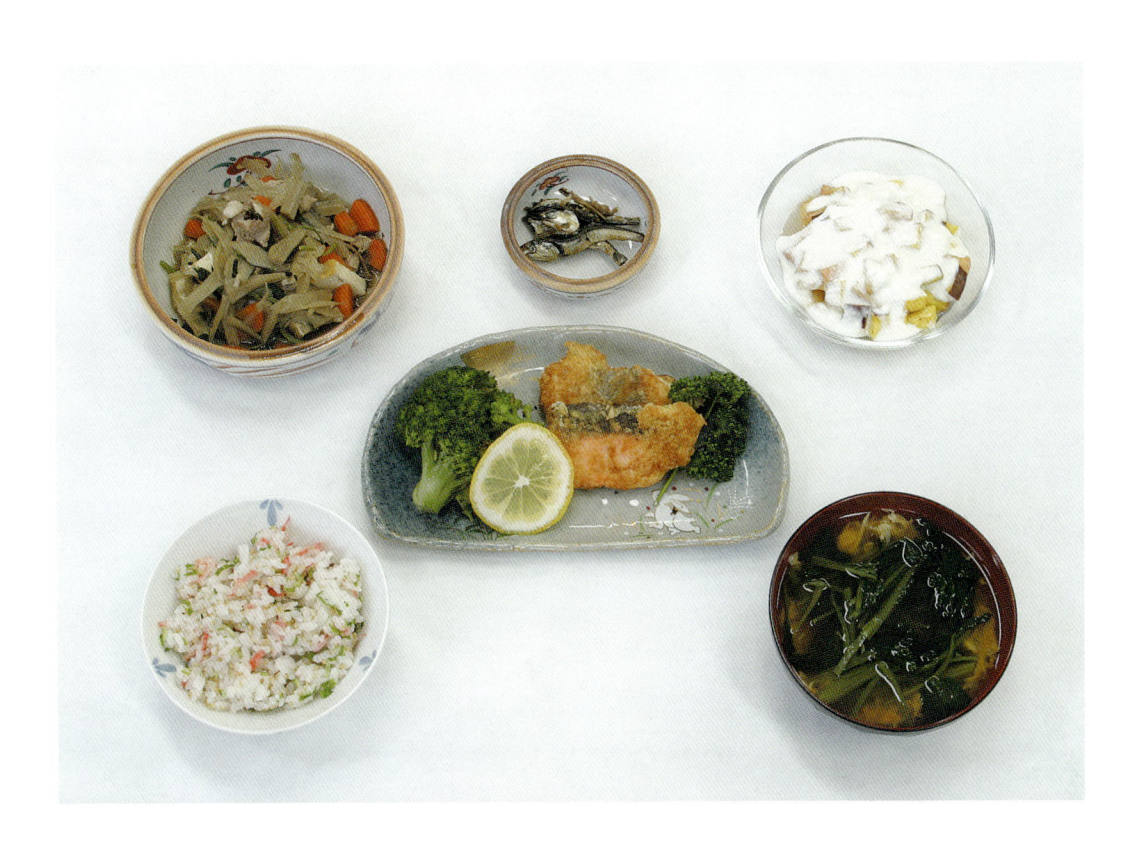

1食の目安値	使用量(g)	蛋白質(g)	ビタミンB₁(mg)	ビタミンB₂(mg)	ナイアシン(mg)	ビタミンD(μg)	鉄(mg)	ビタミンA(μg)	ビタミンC(mg)	カリウム(mg)	カルシウム(mg)	リン(mg)	食物繊維(g)	炭水化物(g)	脂質(g)	エネルギー(kcal)
	−	30.0	0.40	0.50	6.0	2.0	4.0	210	40	1300	300	400	10.0	84	16	600
赤群 さけ	40	8.9	0.06	0.08	2.7	12.8	0.2	4	0	140	6	96	0	0	2	53
煮干し(いりこ)	4	2.6	0	0	0.7	0.7	0.7	0	0	48	88	60	0	0	0	13
桜えび・素干し	3	1.9	0.01	0	0.2	0	0.1	0	0	36	60	36	0	0	0	9
生揚げ(厚揚げ)・油抜き**	20	2.1	0.01	0.01	0	0	0.5	0	0	24	48	30	0.1	0	2	26
ごま・炒り	0.5	0.1	0	0	0	0	0	0	0	2	6	3	0.1	0	0	3
豚もも・赤肉	15	3.3	0.14	0.03	1.0	0	0.1	0	0	56	1	33	0	0	1	19
鶏卵	30	3.7	0.02	0.13	0	0.5	0.5	45	0	39	15	54	0	0	3	45
ヨーグルト・無糖	60	2.2	0.02	0.08	0.1	0	0	20	1	102	72	60	0	3	2	37
青群 小松菜	50	0.8	0.05	0.07	0.5	0	1.4	130	20	250	85	23	1.0	1	0	7
ブロッコリー・茹	44	1.5	0.03	0.04	0.2	0	0.3	28	24	79	15	29	1.6	2	0	12
人参・茹	17	0.1	0.01	0.01	0.1	0	0	122	0	41	5	4	0.5	2	0	7
大根の葉	15	0.3	0.01	0.02	0.1	0	0.5	50	8	60	39	8	0.6	1	0	4
パセリ	5	0.2	0.01	0.01	0.1	0	0.4	31	6	50	15	3	0.3	0	0	2
ごぼう・茹	36	0.5	0.01	0.01	0.1	0	0.3	0	0	76	17	17	2.2	5	0	21
りんご	50	0.1	0.01	0.01	0.1	0	0	1	2	55	2	5	0.8	7	0	27
レモン・果汁	3	0	0	0	0	0	0	0	2	3	0	0	0	0	0	1
黄群 精白米・めし	100	2.5	0.02	0.01	0.2	0	0.1	0	0	29	3	34	0.3	37	0	168
薄力粉・1等	4	0.3	0.01	0	0	0	0	0	0	5	1	3	0.1	3	0	15
パン粉	4	0.4	0	0	0	0	0	0	0	4	1	4	0.1	2	0	11
さつま芋・蒸	50	0.6	0.05	0.02	0.4	0	0.3	1	10	245	24	21	1.9	16	0	66
砂糖・上白	3	0	0	0	0	0	0	0	0	0	0	0	0	3	0	12
大豆油	3	0	0	0	0	0	0	0	0	0	0	0	0	0	3	28
しそ油	2	0	0	0	0	0	0	0	0	0	0	0	0	0	2	18
赤群 合計	172.5	24.9	0.27	0.35	4.6	14.1	2.3	70	1	447	296	372	0.2	3	10	207
青群 合計	220	3.6	0.12	0.16	1.0	0	2.8	362	61	614	177	88	7.0	18	0	80
黄群 合計	166	3.9	0.08	0.03	0.6	0	0.5	1	10	283	28	62	2.4	61	6	317
総 合 計	558.5	32.3	0.47	0.53	6.3	14.1	5.6	433	73	1343	501	522	9.6	82	16	604

MENU メニュー

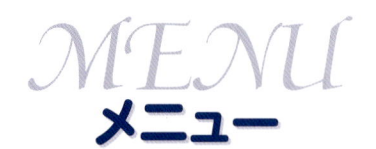

38

※調理前の重量です

	赤 群 魚・豆・肉・卵・乳	青 群 野菜・果物・海藻・茸	黄 群 穀類・芋・アルコール・油
さばの開き	さば開き干 60g	大根おろし 50g	
豚汁	豚もも肉 20g	チンゲン菜 50g ごぼう 20g 大根 20g 人参 10g	里芋 40g 味噌 8g
ひじき納豆	納豆 30g	ひじき(乾) 3g	醤油 少々 ごま油 1g
かぶの漬物		かぶ 30g かぶの葉 10g	塩 少々
デザート	ヨーグルト 100g	キウイフルーツ 70g	
麦ごはん			麦ごはん 118g (米45g、押麦8g)

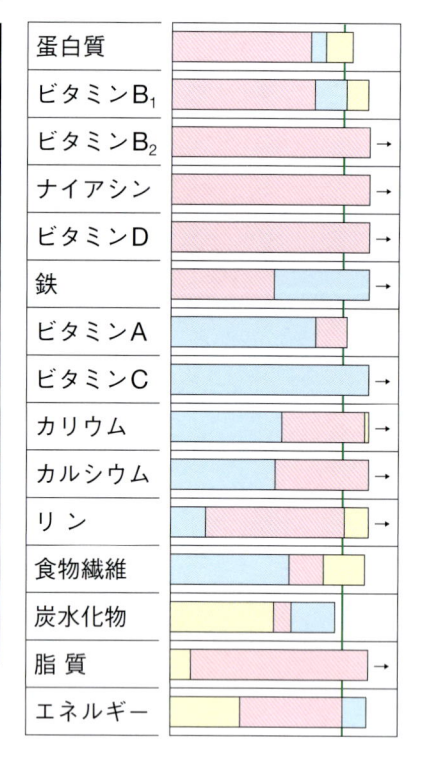

グラフ項目: 蛋白質、ビタミンB₁、ビタミンB₂、ナイアシン、ビタミンD、鉄、ビタミンA、ビタミンC、カリウム、カルシウム、リン、食物繊維、炭水化物、脂質、エネルギー

【作り方】

豚汁
1. 人参、大根はいちょう切りにする。ごぼうはささがきにする。
   チンゲン菜は2センチ幅に切る。豚肉、里芋は一口大に切る。
2. 鍋に水、ごぼう、人参、大根を入れ煮、次に里芋、豚肉を加えて柔らかく煮る。
   アクは取り除く。最後にチンゲン菜を加えひと煮立ちさせ、味噌で調味する。

ひじき納豆
1. ひじきは戻し、よく水気を切り、ごま油で炒め醤油で味をつける。
2. 納豆をかき混ぜ、1を加える。

かぶの漬物
1. かぶは皮をむき7～8ミリ厚さのいちょう切りにする。葉は細かく刻む。
2. 1に塩をまぶし手でもみ、重石をして30分位漬ける。

麦ごはん
1. 米、麦はそれぞれ研ぎ、合わせて炊飯する。

キウイフルーツは柿、みかんで代用できます。
柿はキウイフルーツに比べ、カルシウム、鉄が不足しますので、煮干し2gほど追加して食べましょう。
みかんはカリウム、ビタミンCなどが不足しますので、2割位増量して食べましょう。

秋冬

	使用量(g)	蛋白質(g)	ビタミンB₁(mg)	ビタミンB₂(mg)	ナイアシン(mg)	ビタミンD(μg)	鉄(mg)	ビタミンA(μg)	ビタミンC(mg)	カリウム(mg)	カルシウム(mg)	リン(mg)	食物繊維(g)	炭水化物(g)	脂質(g)	エネルギー(kcal)
1食の目安値	-	30.0	0.40	0.50	6.0	2.0	4.0	210	40	1300	300	400	10.0	84	16	600

群	食品	使用量	蛋白質	B₁	B₂	ナイアシン	D	鉄	A	C	K	Ca	P	繊維	炭水	脂質	kcal
赤群	さば開き干し	60	11.2	0.08	0.35	5.1	7.2	1.2	5	0	180	15	120	0	0	17	209
	糸引き納豆	30	5.0	0.02	0.17	0.3	0	1.0	0	0	198	27	57	2.0	4	3	60
	豚もも・赤肉	20	4.4	0.19	0.05	1.3	0	0.2	1	0	74	1	44	0	0	1	26
	ヨーグルト・無糖	100	3.6	0.04	0.14	0.1	0	0	33	1	170	120	100	0	5	3	62
青群	チンゲン菜	50	0.3	0.02	0.04	0.2	0	0.6	85	12	130	50	14	0.6	1	0	5
	人参	10	0.1	0	0	0.1	0	0	68	0	27	3	2	0.3	1	0	4
	ごぼう	20	0.4	0.01	0.01	0.1	0	0.1	0	1	64	9	12	1.1	3	0	13
	大根	70	0.3	0.01	0.01	0.1	0	0.1	0	8	161	16	12	0.9	3	0	13
	かぶの葉・塩漬	10	0.2	0.01	0.02	0.1	0	0.3	10	4	29	24	5	0.4	1	0	3
	かぶ根・塩漬	30	0.3	0.01	0.01	0.2	0	0.1	0	6	93	14	11	0.6	1	0	7
	キウイフルーツ	70	0.7	0.01	0.01	0.2	0	0.2	4	48	203	23	22	1.8	9	0	37
	ひじき・戻*7倍	21	0.3	0.01	0.03	0.1	0	1.6	8	0	132	42	3	1.3	2	0	4
黄群	精白米・めし	100	2.5	0.02	0.01	0.2	0	0.1	0	0	29	3	34	0.3	37	0	168
	押し麦・炊飯済み*2.3倍	18	0.5	0	0	0.1	0	0.1	0	0	13	1	8	0.7	6	0	26
	里芋・水煮	40	0.6	0.02	0.01	0.3	0	0.2	0	2	224	6	19	1.0	5	0	24
	ごま油	1	0	0	0	0	0	0	0	0	0	0	0	0	0	1	9
	淡色辛みそ	8	1.0	0	0.01	0.1	0	0.3	0	0	30	8	14	0.4	2	0	15
	赤群 合計	210	24.2	0.33	0.71	6.9	7.2	2.4	39	1	622	163	321	2.0	9	24	356
	青群 合計	281	2.5	0.07	0.13	1.0	0	3.0	175	79	839	182	81	6.9	21	0	85
	黄群 合計	167	4.6	0.05	0.03	0.8	0	0.7	0	2	297	18	75	2.4	50	2	243
	総 合 計	658	31.3	0.45	0.86	8.7	7.2	6.1	214	82	1757	362	477	11.3	80	26	684

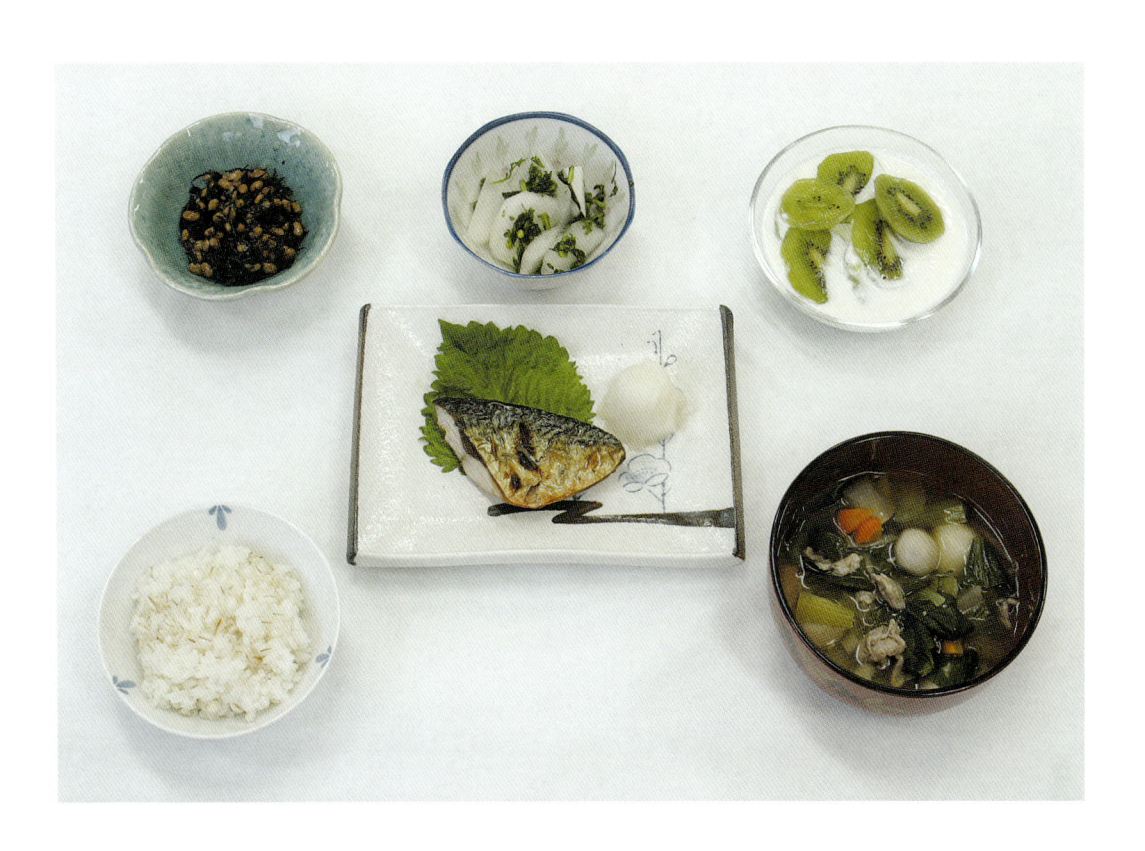

MENU メニュー

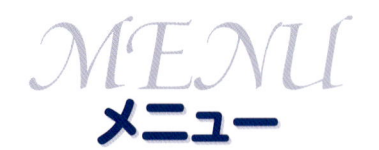

※調理前の重量です

㊴

	赤群 魚・豆・肉・卵・乳	青群 野菜・果物・海藻・茸	黄群 穀類・芋・アルコール・油
さんまの みりん干し	さんま 45g （みりん干）	大根おろし 35g	
小松菜の とろろ和え	削り節 1g ごま 1g	小松菜 70g	長芋 30g 醤油 少々
芋の子汁	煮干し 4g うち豆（乾） 5g	干ずいき（乾） 3g 長ねぎ 15g なめこ 15g	里芋 40g 味噌 8g
炒め物	豚もも肉 25g	キャベツ 50g ピーマン 15g 切干大根（乾） 8g	カレー粉 0.3g 塩、コショウ 少々 しそ油 2g
デザート	ヨーグルト 90g	はっさく 100g	
ごはん			ごはん 100g

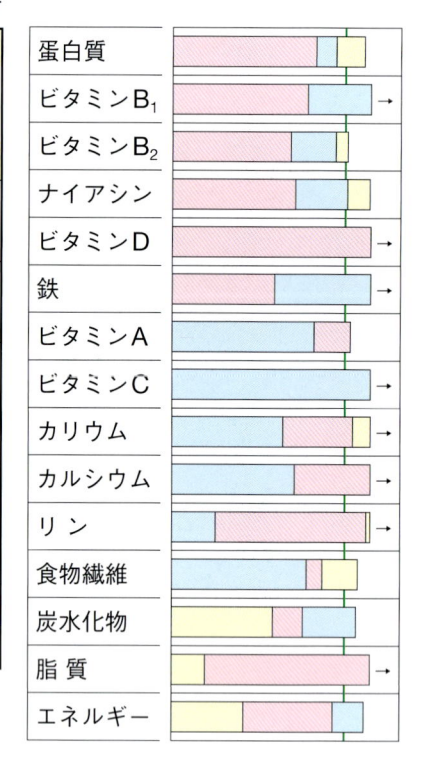

蛋白質／ビタミンB₁／ビタミンB₂／ナイアシン／ビタミンD／鉄／ビタミンA／ビタミンC／カリウム／カルシウム／リン／食物繊維／炭水化物／脂質／エネルギー

【作り方】

小松菜のとろろ和え
1. 小松菜は色よく茹で4～5センチ長さに切る。
2. 長芋はすりおろす。
3. 1と2を削り節、醤油を加えて和える。上からごまをふりかける。

芋の子汁
1. 干しずいきはエグミを取るため、塩で揉んでからたっぷりのお湯で茹で、水にとる。水気を切ってから、3センチ長さに切る。
2. 里芋は一口大に切り、湯に塩を入れ、やわらかく茹でる。
3. 鍋に水、煮干しを入れうち豆を入れ煮る。次に、里芋、ずいき、なめこを入れ、味噌で味をつける。最後にうすく切った長ねぎを放す。

炒め物
1. 豚肉、キャベツは食べやすい大きさに切る。ピーマンはせん切りにする。
2. 切干大根は戻して、水気を切る。
3. フライパンに豚肉、野菜を入れ、しそ油を加えて炒める。カレー粉、塩、コショウで味つけする。

長芋や、農家でよく作られている打ち豆・切干大根にはカリウムや食物繊維が多く含まれています。里芋の茎を干した干しずいきなども見直したい食材です。

秋冬

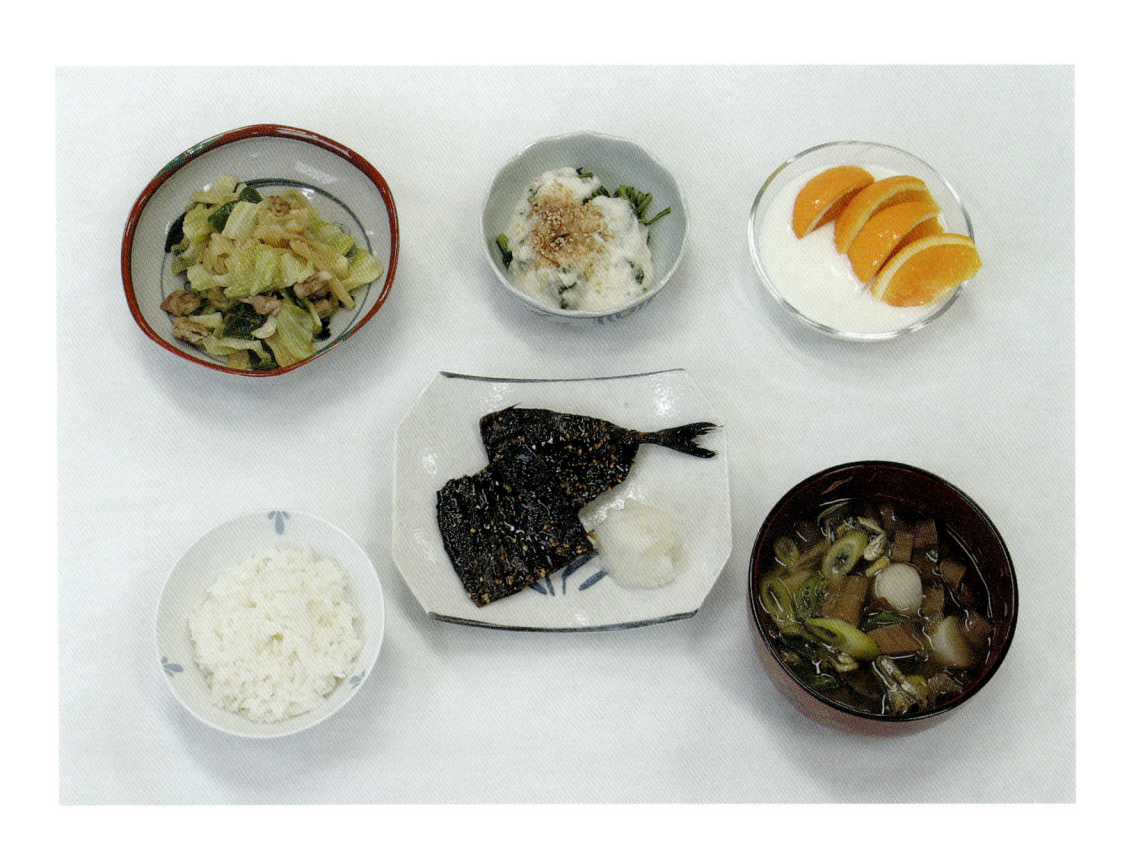

	使用量(g)	蛋白質(g)	ビタミンB₁(mg)	ビタミンB₂(mg)	ナイアシン(mg)	ビタミンD(μg)	鉄(mg)	ビタミンA(μg)	ビタミンC(mg)	カリウム(mg)	カルシウム(mg)	リン(mg)	食物繊維(g)	炭水化物(g)	脂質(g)	エネルギー(kcal)
1食の目安値	—	30.0	0.40	0.50	6.0	2.0	4.0	210	40	1300	300	400	10.0	84	16	600

群	食品	使用量	蛋白質	B₁	B₂	ナイアシン	D	鉄	A	C	K	Ca	P	繊維	炭水	脂質	kcal
赤群	さんま・みりん干し	45	10.8	0	0.14	1.4	9.0	1.0	14	0	167	54	113	0	9	12	184
	煮干し(いりこ)	4	2.6	0	0	0.7	0.7	0.7	0	0	48	88	60	0	0	0	13
	削り節	1	0.8	0	0.01	0.4	0	0.1	0	0	8	0	7	0	0	0	4
	大豆・茹	11	1.8	0.02	0.01	0.1	0	0.2	0	0	63	8	21	0.8	1	1	20
	ごま・炒り	1	0.2	0	0	0.1	0	0.1	0	0	4	12	6	0.1	0	1	6
	豚もも・赤肉	25	5.5	0.24	0.06	1.7	0	0.2	1	0	93	1	55	0	0	1	32
	ヨーグルト・無糖	90	3.2	0.04	0.13	0.1	0	0	30	1	153	108	90	0	4	3	56
青群	小松菜・茹	60	1.0	0.02	0.04	0.2	0	1.3	156	13	84	90	28	1.4	2	0	9
	キャベツ	50	0.7	0.02	0.02	0.1	0	0.2	2	21	100	22	14	0.9	3	0	12
	切干し大根・戻*5倍	40	0.4	0.02	0.02	0.4	0	0.8	0	0	256	43	17	1.6	5	0	22
	大根	35	0.1	0.01	0	0.1	0	0.1	0	4	81	8	6	0.5	1	0	6
	干しずいき・茹	22	0.1	0	0	0	0	0.2	0	0	35	29	1	0.7	1	0	3
	長ねぎ	15	0.1	0.01	0.01	0.1	0	0	0	2	27	5	4	0.3	1	0	4
	青ピーマン	15	0.1	0	0	0.1	0	0.1	5	11	29	2	3	0.3	1	0	3
	はっさく	100	0.8	0.06	0.03	0.2	0	0.1	9	40	180	13	17	1.5	12	0	45
	なめこ	15	0.3	0.01	0.02	0.8	0.1	0.1	0	0	35	1	10	0.5	1	0	2
黄群	精白米・めし	100	2.5	0.02	0.01	0.2	0	0.1	0	0	29	3	34	0.3	37	0	168
	里芋・水煮	40	0.6	0.02	0.01	0.3	0	0.2	0	2	224	6	19	1.0	5	0	24
	長芋	30	0.7	0.03	0.01	0.1	0	0.1	0	2	129	5	8	0.3	4	0	20
	淡色辛みそ	8	1.0	0	0.01	0.1	0	0.3	0	0	30	8	14	0.4	2	0	15
	しそ油	2	0	0	0	0	0	0	0	0	0	0	0	0	0	2	18
	カレー粉	0.3	0	0	0	0	0	0.1	0	0	5	2	1	0.1	0	0	1
	赤群 合計	177	24.8	0.31	0.34	4.2	9.8	2.3	45	1	535	271	351	0.9	15	17	314
	青群 合計	352	3.6	0.16	0.13	1.8	0.1	2.7	172	90	826	211	99	7.8	26	0	106
	黄群 合計	180.3	4.8	0.08	0.03	0.8	0	0.8	0	4	418	23	76	2.1	49	3	246
	総合計	709.3	33.2	0.55	0.50	6.8	9.8	5.8	217	95	1778	506	526	10.7	89	20	667

MENU メニュー

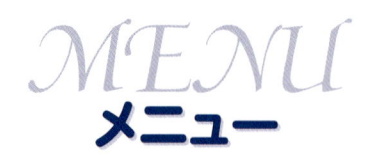

㊵

※調理前の重量です

	赤 群 魚・豆・肉・卵・乳	青 群 野菜・果物・海藻・茸	黄 群 穀類・芋・アルコール・油
生揚げの 卵とじ	生揚げ　45g 卵　　　30g 豚もも肉　20g	長ねぎ　30g しめじ　30g 人参　　20g ごぼう　15g	出汁 醤油、酒　適宜 しそ油　　　3g
大根おろし	素干桜えび　3g	大根　　50g	
かぶの味噌汁	煮干し　2g	かぶ　　30g かぶの葉　10g	じゃが芋　30g 味噌　　　8g
納豆	納豆　　25g しらす干し　1g 削り節　　5g		
ごはん・漬物		たくあん　20g	ごはん　120g
果物		りんご　　80g キウイフルーツ　40g	

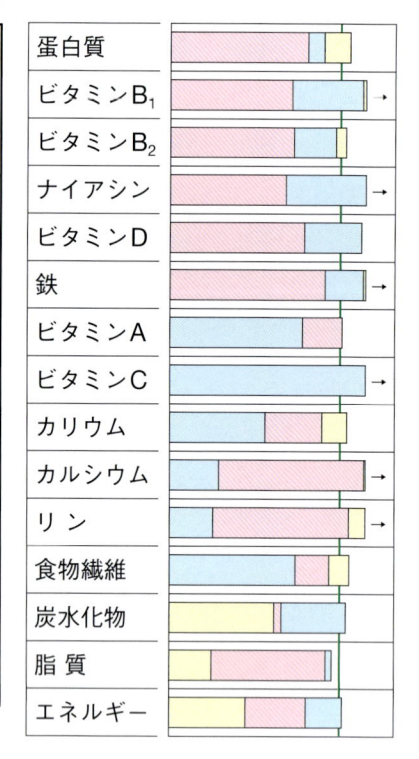

栄養素: 蛋白質、ビタミンB₁、ビタミンB₂、ナイアシン、ビタミンD、鉄、ビタミンA、ビタミンC、カリウム、カルシウム、リン、食物繊維、炭水化物、脂質、エネルギー

【作り方】

生揚げの卵とじ
1. 人参、ごぼうはささがきにする。長ねぎは斜めうす切り。
2. 豚肉、生揚げは一口大に切る。
3. 出汁に人参、ごぼうを入れ煮ていき、豚肉、生揚げ、しめじを加えさらに煮ていく。
   調味料で味をつけ、全体に火が通ったら長ねぎを加え溶き卵でとじる。

かぶの味噌汁
1. かぶは皮をむいていちょう切り。じゃが芋は一口大に切る。
2. 煮干しの出汁でじゃが芋、かぶを入れ煮ていき、煮えてきたらかぶの葉、味噌を加える。

果物
※ 写真にはありませんが、キウイフルーツ40gも加えてください。

秋・冬

1食の目安値	使用量 (g)	蛋白質 (g)	ビタミンB₁ (mg)	ビタミンB₂ (mg)	ナイアシン (mg)	ビタミンD (μg)	鉄 (mg)	ビタミンA (μg)	ビタミンC (mg)	カリウム (mg)	カルシウム (mg)	リン (mg)	食物繊維 (g)	炭水化物 (g)	脂質 (g)	エネルギー (kcal)
	−	30.0	0.40	0.50	6.0	2.0	4.0	210	40	1300	300	400	10.0	84	16	600

群	食品	使用量	蛋白質	B₁	B₂	ナイアシン	D	鉄	A	C	K	Ca	P	繊維	炭水	脂質	エネルギー
赤群	削り節	5	3.8	0.02	0.03	1.9	0.2	0.5	1	0	41	2	34	0	0	0	18
	煮干し(いりこ)	2	1.3	0	0	0.3	0.4	0.4	0	0	24	44	30	0	0	0	7
	しらす干し・微乾燥	1	0.2	0	0	0	0.5	0	1	0	2	2	5	0	0	0	1
	桜えび・素干し	3	1.9	0.01	0	0.2	0	0.1	0	0	36	60	36	0	0	0	9
	生揚げ(厚揚げ)・油抜き**	45	4.8	0.03	0.01	0	0	1.2	0	0	54	108	68	0.3	0	4	59
	糸引き納豆	25	4.1	0.02	0.14	0.3	0	0.8	0	0	165	23	48	1.7	3	3	50
	豚もも・赤肉	20	4.4	0.19	0.05	1.3	0	0.2	1	0	74	1	44	0	0	1	26
	鶏卵	30	3.7	0.02	0.13	0	0.5	0.5	45	0	39	15	54	0	0	3	45
青群	人参	20	0.1	0.01	0.01	0.1	0	0	136	1	54	5	5	0.5	2	0	7
	かぶの葉	10	0.2	0.01	0.02	0.1	0	0.2	23	8	33	25	4	0.3	0	0	2
	大根	50	0.2	0.01	0.01	0.1	0	0.1	0	6	115	12	9	0.7	2	0	9
	かぶ根	30	0.2	0.01	0.01	0.2	0	0.1	0	5	75	7	8	0.4	1	0	6
	長ねぎ	30	0.2	0.01	0.01	0.1	0	0.1	0	3	54	9	8	0.7	2	0	8
	ごぼう	15	0.3	0.01	0.01	0.1	0	0.1	0	0	48	7	9	0.9	2	0	10
	たくあん・塩押漬	20	0.2	0.04	0	0.1	0	0.1	0	11	28	5	9	0.7	3	0	13
	りんご	80	0.2	0.02	0.01	0.1	0	0	2	3	88	2	8	1.2	12	0	43
	キウイフルーツ	40	0.4	0	0.01	0.1	0	0.1	2	28	116	13	13	1.0	5	0	21
	ぶなしめじ	30	0.8	0.05	0.05	2.0	0.7	0.1	0	2	114	0	30	1.1	2	0	5
黄群	精白米・めし	120	3.0	0.02	0.01	0.2	0	0.1	0	0	35	4	41	0.4	45	0	202
	じゃが芋	30	0.5	0.03	0.01	0.4	0	0.1	0	11	123	1	12	0.4	5	0	23
	淡色辛みそ	8	1.0	0	0.01	0.1	0	0.3	0	0	30	8	14	0.4	2	0	15
	しそ油	3	0	0	0	0	0	0	0	0	0	0	0	0	0	3	28
	赤群 合計	131	24.3	0.29	0.36	4.1	1.6	3.6	48	0	435	255	318	2.0	4	11	214
	青群 合計	325	2.8	0.16	0.12	3.0	0.7	0.9	163	67	725	86	102	7.4	32	1	125
	黄群 合計	161	4.5	0.05	0.03	0.8	0	0.6	0	11	188	13	66	1.1	52	4	267
	総合計	617	31.5	0.50	0.51	7.8	2.2	5.1	212	78	1348	354	486	10.5	87	15	607

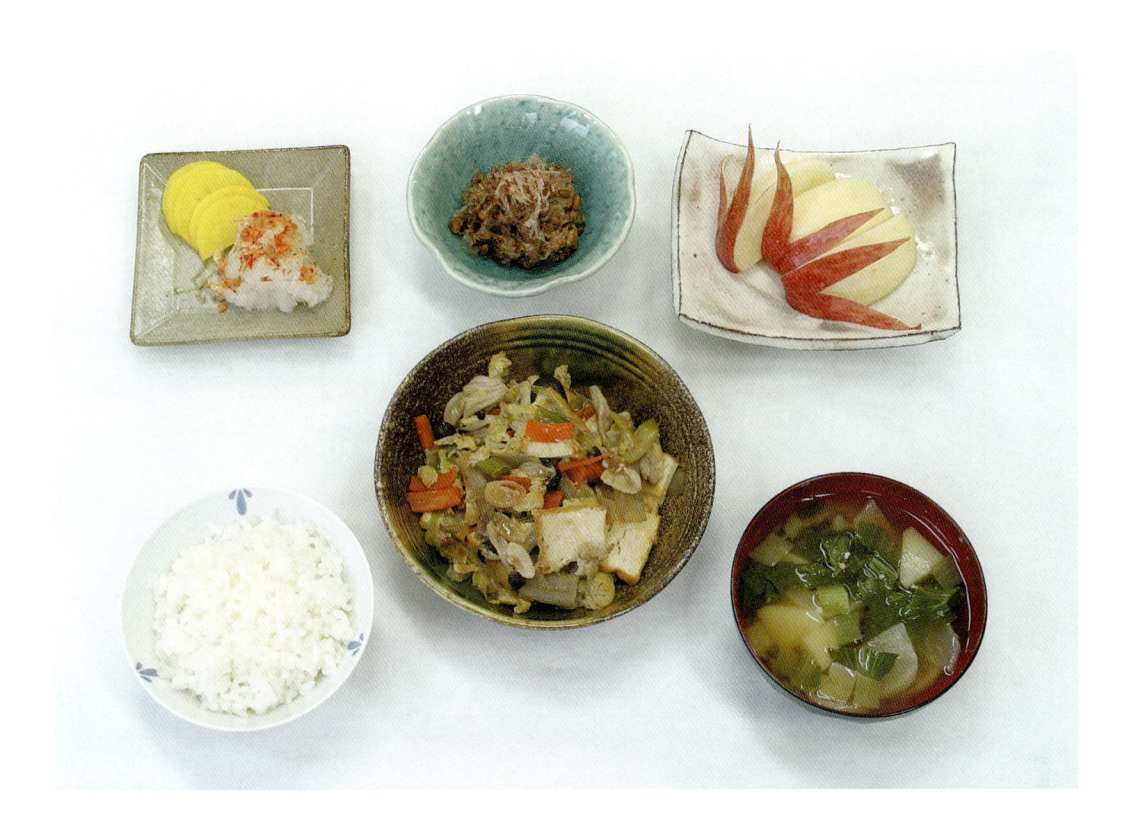

MENU メニュー

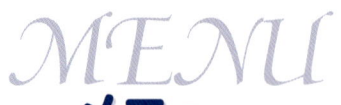

㊶

※調理前の重量です

	赤 群 魚・豆・肉・卵・乳		青 群 野菜・果物・海藻・茸		黄 群 穀類・芋・アルコール・油	
納豆オムレツ	卵 納豆	50g 20g	たまねぎ ピーマン しょうが	30g 10g 5g	しそ油 塩、コショウ	3g 少々
石狩汁	木綿豆腐 生さけ 豚もも肉 煮干し	35g 30g 15g 3g	大根 人参 長ねぎ 春菊 糸こんにゃく 生椎茸	35g 20g 20g 20g 25g 10g	じゃが芋 味噌	30g 10g
果物			キウイフルーツ	60g		
えびごはん	素干桜えび 白いりごま	3g 0.5g	大根葉の塩漬	20g	ごはん	130g

【作り方】

納豆オムレツ
1．たまねぎ、ピーマン、しょうがはみじん切りにし、油でサッと炒める。
2．納豆に1を加え混ぜる。
3．溶き卵にしそ油を加えフライパンに流し、2を中央付近にのせ卵で包む。

石狩汁
1．さけ、豆腐、豚肉、じゃが芋は一口大に切る。
2．大根、人参はいちょう切りにする。長ねぎは斜めうす切りにする。
　　春菊は4～5センチ長さに切る。生椎茸は石づきを取り半分に切る。
3．煮干しを入れた出汁で、具材を煮ていき、味噌で調味する。

えびごはん
1．米を洗米し、桜えびを入れて普通に炊く。
2．炊き上がったら、大根葉の塩漬け、白ごまを加え軽く混ぜ合わせる。

納豆はご飯にかけるだけでなく、料理にも応用できます。ぜひ、お試し下さい。
納豆料理は「1食品10料理」の肉・豆・卵編にも載されていますので、ご活用下さい。

冬

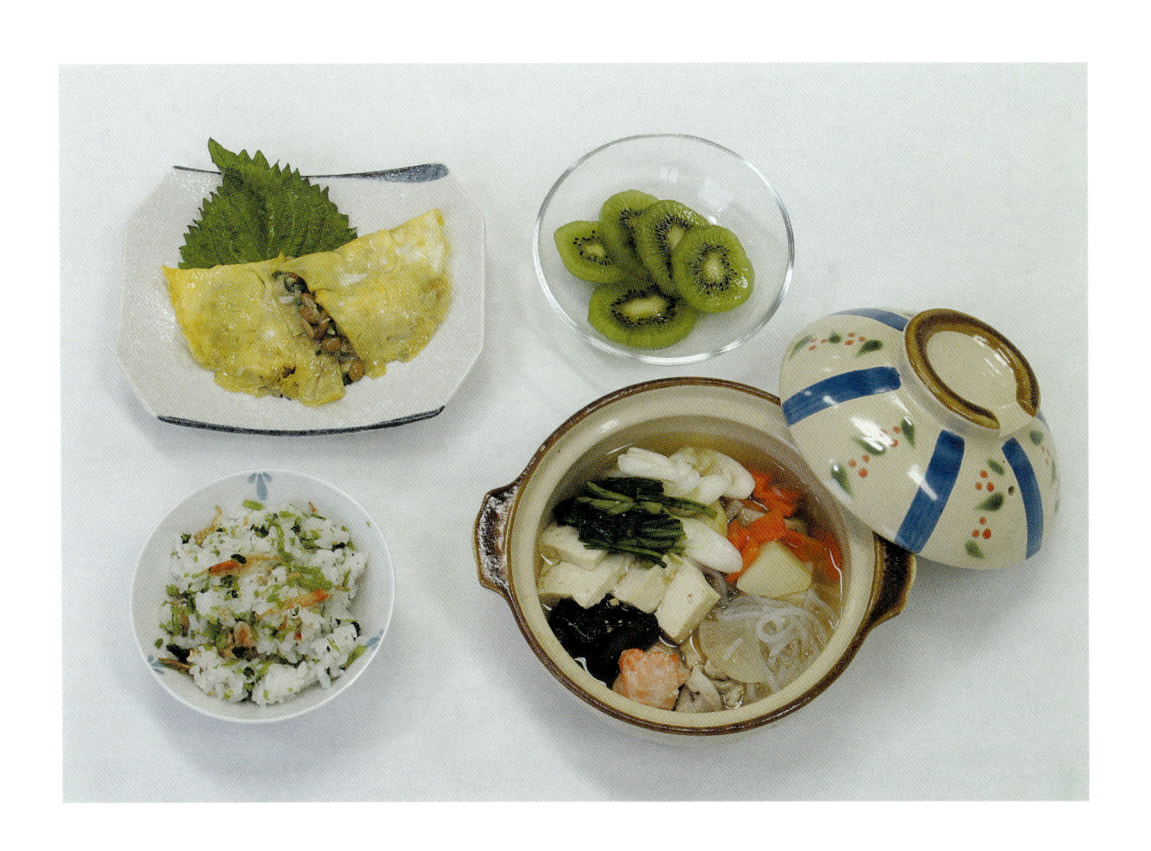

1食の目安値	使用量(g)	蛋白質(g)	ビタミンB₁(mg)	ビタミンB₂(mg)	ナイアシン(mg)	ビタミンD(μg)	鉄(mg)	ビタミンA(μg)	ビタミンC(mg)	カリウム(mg)	カルシウム(mg)	リン(mg)	食物繊維(g)	炭水化物(g)	脂質(g)	エネルギー(kcal)
	−	30.0	0.40	0.50	6.0	2.0	4.0	210	40	1300	300	400	10.0	84	16	600

群	食品	使用量	蛋白質	B₁	B₂	ナイアシン	D	鉄	A	C	K	Ca	P	繊維	炭水	脂質	kcal
赤群	さけ	30	6.7	0.05	0.06	2.0	9.6	0.2	3	0	105	4	72	0	0	1	40
	煮干し(いりこ)	3	1.9	0	0	0.5	0.5	0.5	0	0	36	66	45	0	0	0	10
	桜えび・素干し	3	1.9	0.01	0	0.2	0	0.1	0	0	36	60	36	0	0	0	9
	木綿豆腐	35	2.3	0.02	0.01	0	0	0.3	0	0	49	42	39	0.1	1	1	25
	糸引き納豆	20	3.3	0.01	0.11	0.2	0	0.7	0	0	132	18	38	1.3	2	2	40
	ごま・炒り	0.5	0.1	0	0	0	0	0	0	0	2	6	3	0.1	0	0	3
	豚もも・赤肉	15	3.3	0.14	0.03	1.0	0	0.1	0	0	56	1	33	0	0	1	19
	鶏卵	50	6.2	0.03	0.22	0.1	0.9	0.9	75	0	65	26	90	0	0	5	76
青群	春菊	20	0.5	0.02	0.03	0.2	0	0.3	76	4	92	24	9	0.6	1	0	4
	大根の葉	20	0.4	0.02	0.03	0.1	0	0.6	66	11	80	52	10	0.8	1	0	5
	人参	20	0.1	0.01	0.01	0.1	0	0	136	1	54	5	5	0.5	2	0	7
	大根	35	0.1	0.01	0	0.1	0	0.1	0	4	81	8	6	0.5	1	0	6
	たまねぎ	30	0.3	0.01	0	0	0	0.1	0	2	45	6	10	0.5	3	0	11
	長ねぎ	20	0.1	0.01	0.01	0.1	0	0	0	2	36	6	5	0.4	1	0	6
	青ピーマン	10	0.1	0	0	0.1	0	0	3	8	19	1	2	0.2	1	0	2
	しょうが	5	0	0	0	0	0	0	0	0	14	1	1	0.1	0	0	2
	キウイフルーツ	60	0.6	0.01	0.01	0.2	0	0.2	4	41	174	20	19	1.5	8	0	32
	しらたき	25	0.1	0	0	0	0	0.1	0	0	3	19	3	0.7	1	0	2
	生椎茸	10	0.3	0.01	0.02	0.4	0.2	0	0	1	28	0	7	0.4	0	0	2
黄群	精白米・めし	130	3.3	0.03	0.01	0.3	0	0.1	0	0	38	4	44	0.4	48	0	218
	じゃが芋	30	0.5	0.03	0.01	0.4	0	0.1	0	11	123	1	12	0.4	5	0	23
	淡色辛みそ	10	1.3	0	0.01	0.2	0	0.4	0	0	38	10	17	0.5	2	1	19
	しそ油	3	0	0	0	0	0	0	0	0	0	0	0	0	0	3	28
	赤群 合計	156.5	25.7	0.27	0.44	4.0	11.1	2.8	79	0	481	222	355	1.5	3	11	222
	青群 合計	255	2.6	0.09	0.12	1.2	0.2	1.6	285	74	625	143	78	6.2	19	0	79
	黄群 合計	173	5.0	0.06	0.03	0.8	0	0.7	0	11	199	15	73	1.3	56	4	288
	総 合 計	584.5	33.4	0.41	0.60	6.0	11.3	5.1	364	85	1304	380	506	9.0	78	15	589

MENU メニュー

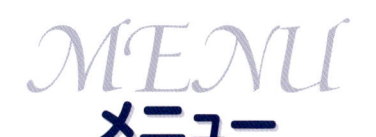

㊷

※調理前の重量です

	赤 群 魚・豆・肉・卵・乳		青 群 野菜・果物・海藻・茸		黄 群 穀類・芋・アルコール・油	
キムチ鍋	生さけ	50g	春菊	50g	キムチの素	適量
	焼き豆腐	50g	白菜キムチ	40g		
	かき	30g	にら	30g		
	豚もも肉	20g	人参	30g		
	煮干し	3g	大根	30g		
			長ねぎ	30g		
			えのき茸	25g		
			昆布(乾)	2g		
ごぼうと しらたきの煮物	煮干し (粉末)	2g	ごぼう	20g	醤油、酒	適宜
			しらたき	30g	しそ油	3g
果物			みかん	60g		
ごはん					ごはん	150g

栄養素: 蛋白質、ビタミンB₁、ビタミンB₂、ナイアシン、ビタミンD、鉄、ビタミンA、ビタミンC、カリウム、カルシウム、リン、食物繊維、炭水化物、脂質、エネルギー

【作り方】

キムチ鍋
1. さけ、焼き豆腐、豚肉は一口大に切る。
2. 野菜は全て食べやすい大きさに切る。
3. 土鍋に煮干しを入れ出汁をとり、好みで材料を順に入れ、キムチの素等で調味する。

ごぼうとしらたきの煮物
1. ごぼうはささがきにし水にさらし、アクを抜く。
2. しらたきは4～5センチ長さに切る。
3. 鍋にごぼう、煮干し粉末、水少々を入れ火にかけ煮ていく。
   そこへ、しらたきを加え、さらに火を通し、醤油、酒で調味ししそ油を回し入れる。

鍋は一度にたくさんの具材を入れることができるため、必要な栄養素を比較的簡単に摂取できる調理法です。寒い時期には、ぜひお勧めです。

冬

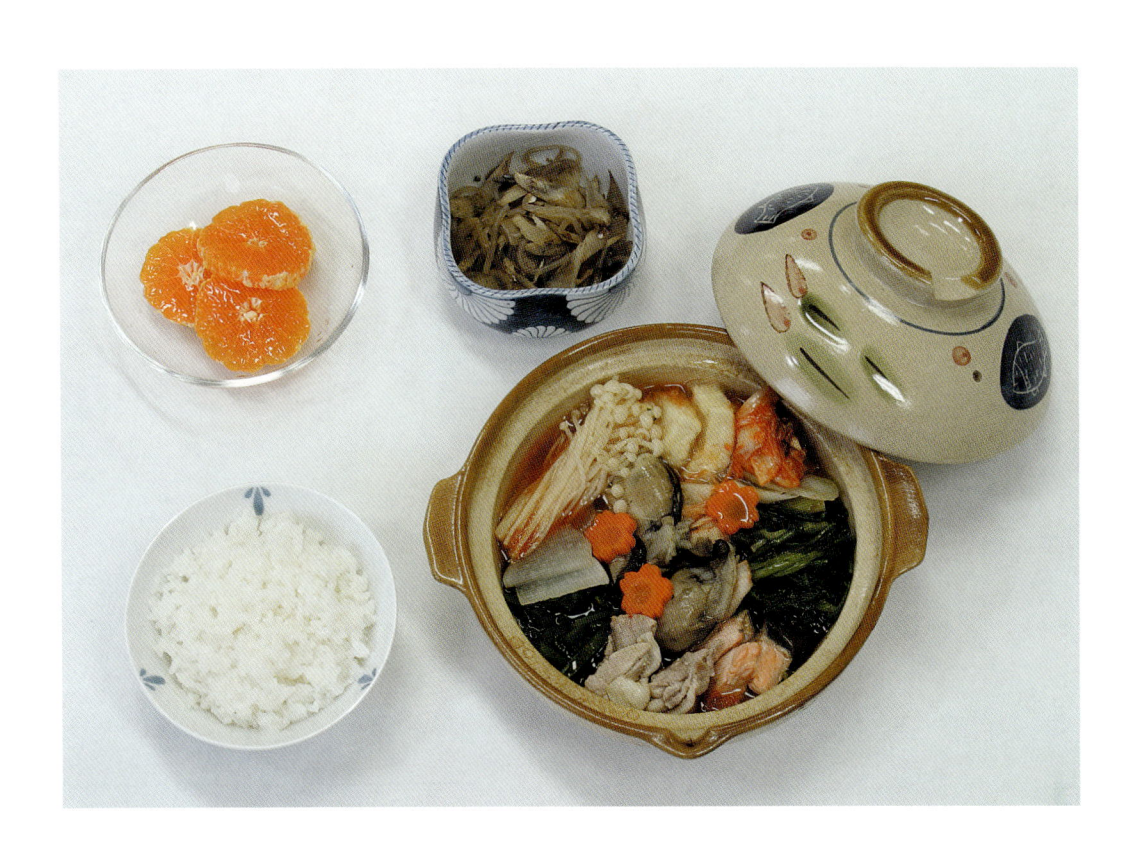

1食の目安値	使用量(g)	蛋白質(g)	ビタミンB₁(mg)	ビタミンB₂(mg)	ナイアシン(mg)	ビタミンD(μg)	鉄(mg)	ビタミンA(μg)	ビタミンC(mg)	カリウム(mg)	カルシウム(mg)	リン(mg)	食物繊維(g)	炭水化物(g)	脂質(g)	エネルギー(kcal)
	−	30.0	0.40	0.50	6.0	2.0	4.0	210	40	1300	300	400	10.0	84	16	600

		使用量	蛋白質	B₁	B₂	ナイアシン	D	鉄	A	C	K	Ca	P	繊維	炭水	脂質	kcal
赤群	さけ	50	11.2	0.08	0.11	3.4	16.0	0.3	6	1	175	7	120	0	0	2	67
	煮干し(いりこ)	5	3.2	0.01	0.01	0.8	0.9	0.9	0	0	60	110	75	0	0	0	17
	かき・養殖	30	2.0	0.01	0.04	0.4	0	0.6	7	1	57	26	30	0	1	0	18
	焼き豆腐	50	3.9	0.04	0.02	0.1	0	0.8	0	0	45	75	55	0.3	1	3	44
	豚もも・赤肉	20	4.4	0.19	0.05	1.3	0	0.2	1	0	74	1	44	0	0	1	26
青群	春菊	50	1.2	0.05	0.08	0.4	0	0.9	190	10	230	60	22	1.6	2	0	11
	にら	30	0.5	0.02	0.04	0.2	0	0.2	87	6	153	14	9	0.8	1	0	6
	人参	30	0.2	0.01	0.01	0.2	0	0.1	204	1	81	8	7	0.8	3	0	11
	白菜	40	0.3	0.01	0.01	0.2	0	0.1	3	8	88	17	13	0.5	1	0	6
	大根	30	0.1	0.01	0	0.1	0	0.1	0	3	69	7	5	0.4	1	0	5
	長ねぎ	30	0.2	0.01	0.01	0.1	0	0.1	0	3	54	9	8	0.7	2	0	8
	ごぼう・茹	18	0.3	0.01	0	0	0	0.1	0	0	38	9	8	1.1	2	0	10
	キムチ	40	1.1	0.02	0.06	0.3	0	0.2	7	10	136	19	22	1.1	3	0	18
	温州みかん	60	0.4	0.06	0.02	0.2	0	0.1	50	19	90	13	9	0.6	7	0	28
	しらたき	30	0.1	0	0	0	0	0.2	0	0	4	23	3	0.9	1	0	2
	昆布・戻*4倍	8	0.1	0	0	0	0	0	1	0	64	9	3	0.5	1	0	3
	えのき茸	25	0.7	0.06	0.04	1.7	0.2	0.3	0	0	85	0	28	1.0	2	0	6
黄群	精白米・めし	150	3.8	0.03	0.02	0.3	0	0.2	0	0	44	5	51	0.5	56	0	252
	しそ油	3	0	0	0	0	0	0	0	0	0	0	0	0	0	3	28
	赤群 合計	155	24.7	0.32	0.21	6.0	16.9	2.7	13	2	411	219	324	0.3	2	6	171
	青群 合計	391	5.1	0.26	0.28	3.4	0.2	2.3	543	60	1091	187	137	9.8	27	1	114
	黄群 合計	153	3.8	0.03	0.02	0.3	0	0.2	0	0	44	5	51	0.5	56	3	280
	総 合 計	699	33.5	0.61	0.51	9.7	17.1	5.2	556	61	1546	411	512	10.5	85	10	565

MENU メニュー

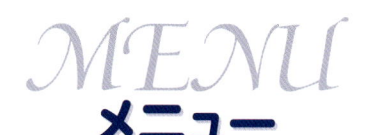

43

※調理前の重量です

	赤 群 魚・豆・肉・卵・乳	青 群 野菜・果物・海藻・茸	黄 群 穀類・芋・アルコール・油
わかさぎの フライパン焼き	わかさぎ　40g	キャベツ　20g	でんぷん、塩、酒適宜 大豆油　2g しそ油　3g
小松菜のかき卵汁	卵　20g 煮干し　2g	小松菜　30g	里芋　40g 醤油、塩、片栗粉 適宜
にら納豆	納豆　20g 削り節　2g	にら　20g	醤油（タレ）
野菜炒め	生揚げ　25g 豚もも肉　25g 削り節　3g	キャベツ　50g たまねぎ　50g 人参　20g ピーマン　20g 干し椎茸(乾)　3g	塩、コショウ　少々
果物		りんご　100g	
ごはん			ごはん　130g

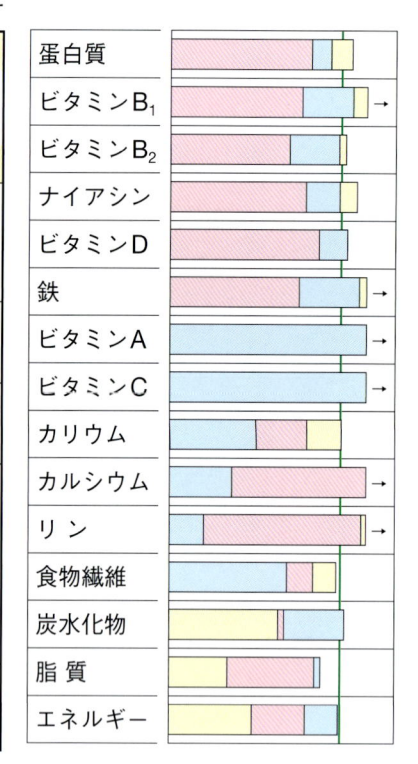

栄養素バランス：蛋白質、ビタミンB₁、ビタミンB₂、ナイアシン、ビタミンD、鉄、ビタミンA、ビタミンC、カリウム、カルシウム、リン、食物繊維、炭水化物、脂質、エネルギー

【作り方】

わかさぎのフライパン焼き
1. わかさぎに酒少量をふる。水気を取ってから、でんぷん（片栗粉・小麦粉各半量）をまぶし、フライパンに大豆油としそ油を合わせ入れ、両面をカラッと焼き上げる。軽くお好みで塩をふる。
2. せんキャベツを添える。

小松菜のかき卵汁
1. 小松菜は色よく茹で3～4センチに切っておく。
2. 里芋は皮をむき一口大に切る。
3. 煮干しで出汁をとった汁に里芋を入れ煮ていき、やわらかくなったら塩を入れ、水溶き片栗粉、醤油で味を調え、溶き卵を流し、小松菜を入れ火を止める。

わかさぎはカルシウム＞リンと比率がよいので積極的に活用したい食材です。

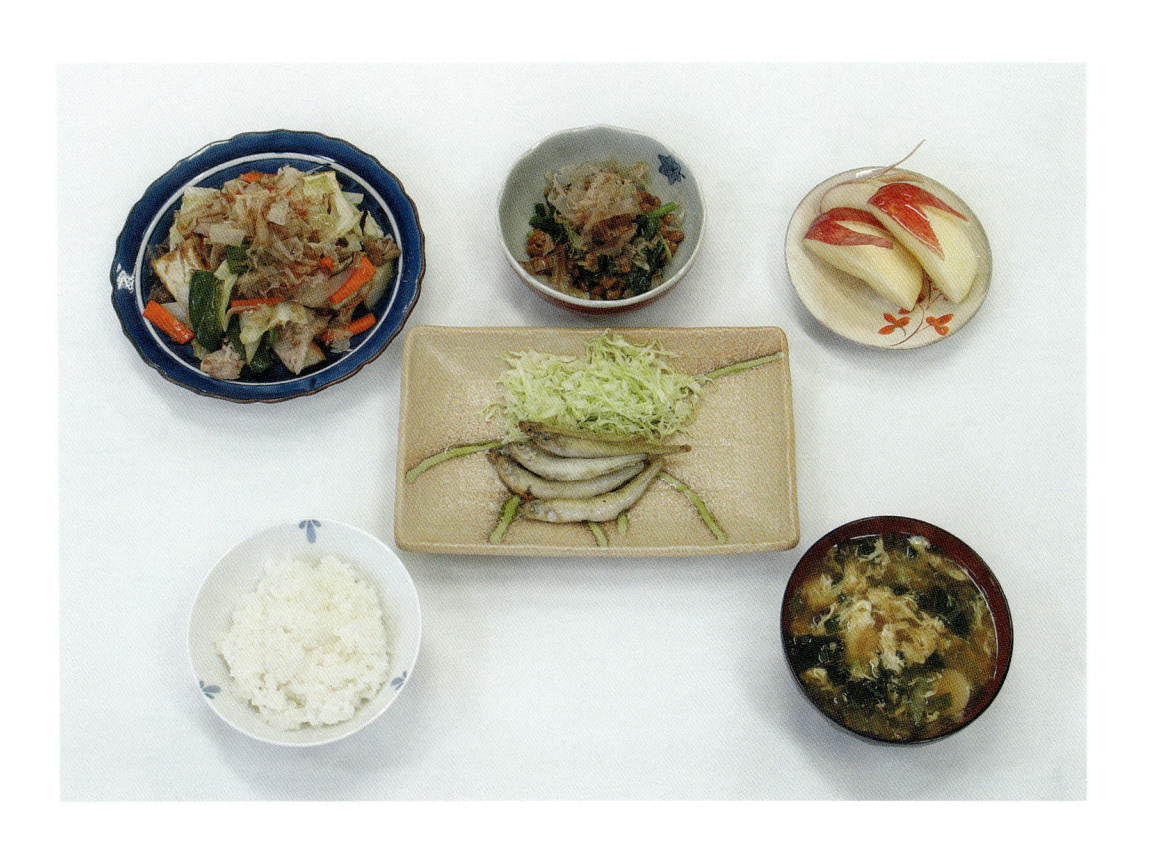

	使用量 (g)	蛋白質 (g)	ビタミンB₁ (mg)	ビタミンB₂ (mg)	ナイアシン (mg)	ビタミンD (μg)	鉄 (mg)	ビタミンA (μg)	ビタミンC (mg)	カリウム (mg)	カルシウム (mg)	リン (mg)	食物繊維 (g)	炭水化物 (g)	脂質 (g)	エネルギー (kcal)
1食の目安値	−	30.0	0.40	0.50	6.0	2.0	4.0	210	40	1300	300	400	10.0	84	16	600

群	食品	使用量	蛋白質	B₁	B₂	ナイアシン	D	鉄	A	C	カリウム	カルシウム	リン	食物繊維	炭水化物	脂質	エネルギー
赤群	わかさぎ	40	5.8	0	0.06	0.6	0.8	0.3	40	0	48	180	140	0	0	1	31
	削り節	5	3.8	0.02	0.03	1.9	0.2	0.5	1	0	41	2	34	0	0	0	18
	煮干し(いりこ)	2	1.3	0	0	0.3	0.4	0.4	0	0	24	44	30	0	0	0	7
	生揚げ(厚揚げ)・油抜き**	25	2.7	0.02	0.01	0	0	0.7	0	0	30	60	38	0.2	0	2	33
	糸引き納豆	20	3.3	0.01	0.11	0.2	0	0.7	0	0	132	18	38	1.3	2	2	40
	豚もも・赤肉	25	5.5	0.24	0.06	1.7	0	0.2	1	0	93	1	55	0	0	1	32
	鶏卵	20	2.5	0.01	0.09	0	0.4	0.4	30	0	26	10	36	0	0	2	30
青群	小松菜	30	0.5	0.03	0.04	0.3	0	0.8	78	12	150	51	14	0.6	1	0	4
	人参	20	0.1	0.01	0.01	0.1	0	0	136	1	54	5	5	0.5	2	0	7
	にら・茹	12	0.3	0	0.01	0	0	0.1	44	1	48	6	3	0.5	1	0	4
	キャベツ	70	0.9	0.03	0.02	0.1	0	0.2	3	29	140	30	19	1.3	4	0	16
	たまねぎ	50	0.5	0.02	0.01	0.1	0	0.1	0	4	75	11	17	0.8	4	0	19
	青ピーマン	20	0.2	0.01	0.01	0.1	0	0.1	7	15	38	2	4	0.5	1	0	4
	りんご	100	0.2	0.02	0.01	0.1	0	0	2	4	110	3	10	1.5	15	0	54
	干し椎茸・茹	17	0.5	0.01	0.04	0.3	0.3	0.1	0	0	37	1	7	1.3	3	0	7
黄群	精白米・めし	130	3.3	0.03	0.01	0.3	0	0.1	0	0	38	4	44	0.4	48	0	218
	里芋・水煮	40	0.6	0.02	0.01	0.3	0	0.2	0	2	224	6	19	1.0	5	0	24
	しそ油	3	0	0	0	0	0	0	0	0	0	0	0	0	0	3	28
	大豆油	2	0	0	0	0	0	0	0	0	0	0	0	0	0	2	18
	赤群 合計	137	24.8	0.31	0.35	4.8	1.7	3.0	72	1	393	316	371	1.5	3	8	190
	青群 合計	319	3.2	0.12	0.14	1.2	0.3	1.4	270	66	652	109	79	6.9	30	1	115
	黄群 合計	175	3.9	0.05	0.02	0.6	0	0.3	0	2	262	10	63	1.4	54	5	288
	総 合 計	631	31.9	0.48	0.51	6.5	2.1	4.7	341	68	1307	434	512	9.7	86	14	593

冬

MENU メニュー

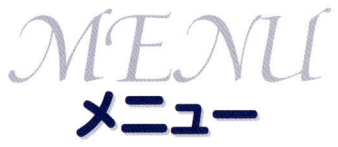

44

※調理前の重量です

	赤 群 魚・豆・肉・卵・乳	青 群 野菜・果物・海藻・茸	黄 群 穀類・芋・アルコール・油
わかさぎの フライパン焼き	わかさぎ　40g	大根おろし　30g	でんぷん　適宜 大豆油　2g しそ油　3g 塩、コショウ（お好みで）
豆腐のごま煮	木綿豆腐　35g 練りごま　2g	春菊　60g 生椎茸　20g 舞茸　20g	鳥がらだし　0.8g 醤油、酒　適宜
にら納豆	納豆　20g 卵黄　15g 削り節　4g	にら　30g	醤油　適宜
野菜の煮物	生揚げ　20g 豚もも肉　20g	人参　20g ごぼう　20g こんにゃく　30g	里芋　60g 醤油、みりん、出汁 適宜
ごはん			ごはん　150g
果物		いちご　70g	

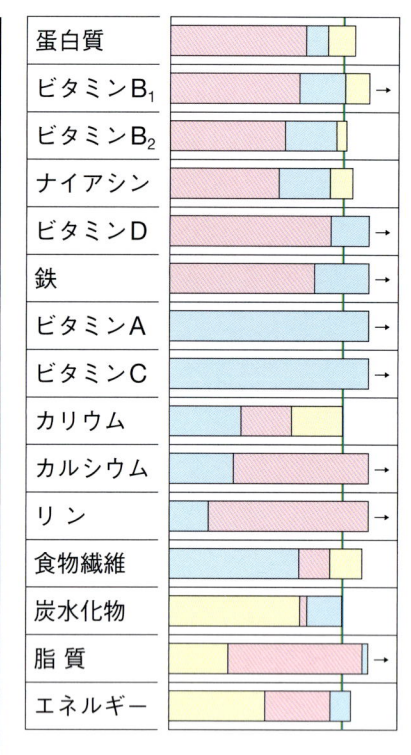

栄養素：蛋白質、ビタミンB₁、ビタミンB₂、ナイアシン、ビタミンD、鉄、ビタミンA、ビタミンC、カリウム、カルシウム、リン、食物繊維、炭水化物、脂質、エネルギー

【作り方】

わかさぎのフライパン焼き
1. パーフェクトメニュー❹❸を参照。
2. わかさぎに大根おろしを添える。

豆腐のごま煮
1. 鍋に水（適量）と鶏がらだしを入れ煮立てる。
2. 豆腐、きのこ、春菊は食べやすい大きさに切る。
3. 1に豆腐、きのこ、春菊を順に入れ、練りごまを溶き入れ、醤油、酒で調味する。

にら納豆
1. にらは熱湯にサッとくぐし、冷水にとり3センチ長さに切る。（水切りは十分に）
2. 納豆に卵黄、にら、削り節、醤油を加えよく混ぜる。

野菜の煮物
1. 人参、ごぼうは乱切りにする。生揚げ、こんにゃく、豚肉は一口大に切る。
2. 出汁にごぼう、人参を煮て火が通ってきたら、豚肉、生揚げ、里芋、こんにゃくを入れて煮、醤油、みりんで調味する。

春菊は小松菜、京菜と代用できます。
京菜は春菊に比べビタミンAが不足しますので、にらや人参の量を10g程度増量するとよいでしょう。
練りごまの栄養成分値はありませんので、練りごまの半量のごまとして計算しています。

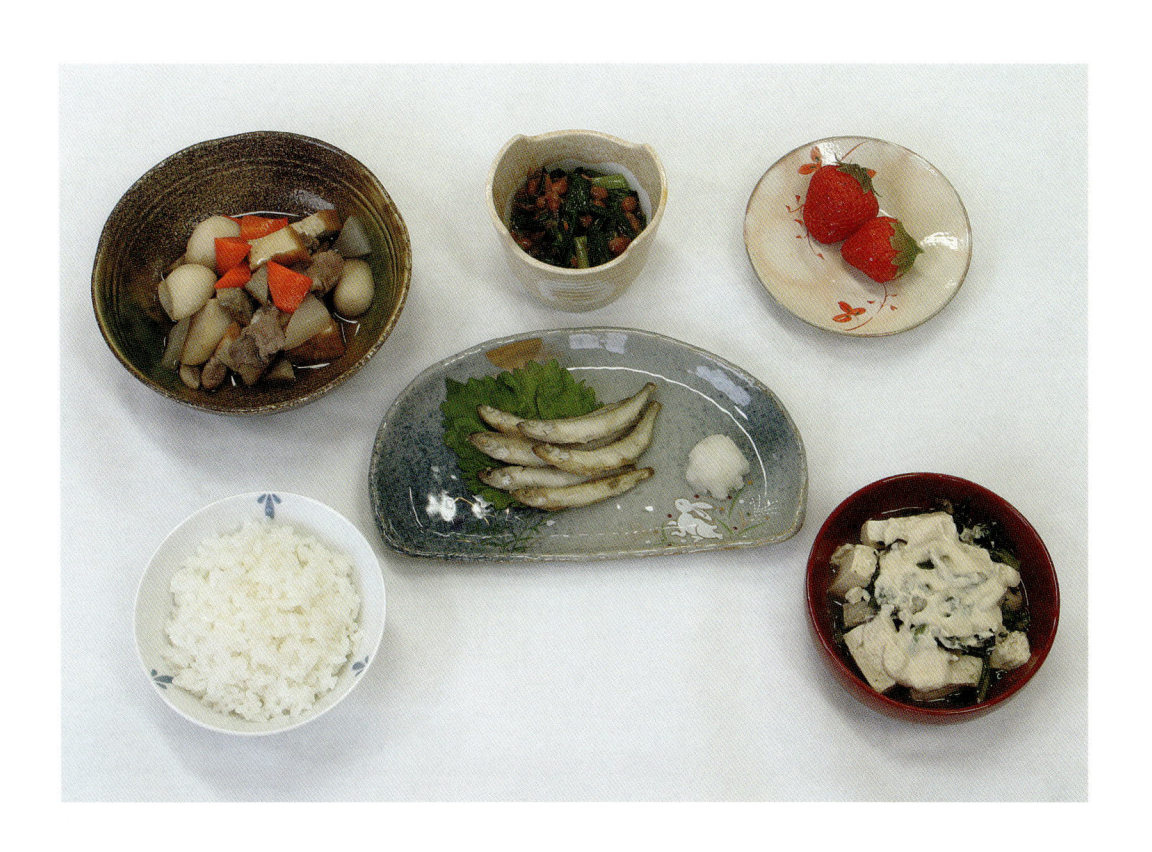

	使用量(g)	蛋白質(g)	ビタミンB₁(mg)	ビタミンB₂(mg)	ナイアシン(mg)	ビタミンD(μg)	鉄(mg)	ビタミンA(μg)	ビタミンC(mg)	カリウム(mg)	カルシウム(mg)	リン(mg)	食物繊維(g)	炭水化物(g)	脂質(g)	エネルギー(kcal)
1食の目安値	−	30.0	0.40	0.50	6.0	2.0	4.0	210	40	1300	300	400	10.0	84	16	600

群	食材	使用量	蛋白質	B₁	B₂	ナイアシン	D	鉄	A	C	カリウム	カルシウム	リン	食物繊維	炭水化物	脂質	エネルギー
赤群	わかさぎ	40	5.8	0	0.06	0.6	0.8	0.3	40	0	48	180	140	0	0	1	31
	削り節	4	3.0	0.02	0.02	1.5	0.2	0.4	1	0	32	2	27	0	0	0	14
	木綿豆腐	35	2.3	0.02	0.01	0	0	0.3	0	0	49	42	39	0.1	1	1	25
	生揚げ(厚揚げ)・油抜き**	20	2.1	0.01	0.01	0	0	0.5	0	0	24	48	30	0.1	0	2	26
	糸引き納豆	20	3.3	0.01	0.11	0.2	0	0.7	0	0	132	18	38	1.3	2	2	40
	ごま・炒り	1	0.2	0	0	0.1	0	0.1	0	0	4	12	6	0.1	0	1	6
	豚もも・赤肉	20	4.4	0.19	0.05	1.3	0	0.2	1	0	74	1	44	0	0	1	26
	卵黄	15	2.5	0.03	0.08	0	0.9	0.9	72	0	13	23	86	0	0	5	58
青群	春菊・茹	47	1.3	0.02	0.04	0.2	0	0.6	207	2	127	56	21	1.7	2	0	13
	にら・茹	18	0.5	0.01	0.02	0.1	0	0.1	67	2	72	9	5	0.8	1	0	6
	人参・茹	17	0.1	0.01	0.01	0.1	0	0	122	0	41	5	4	0.5	2	0	7
	大根	30	0.1	0.01	0	0.1	0	0.1	0	3	69	7	5	0.4	1	0	5
	ごぼう・茹	18	0.3	0.01	0	0	0	0.1	0	0	38	9	8	1.1	2	0	10
	いちご	70	0.6	0.02	0.01	0.3	0	0.2	1	43	119	12	22	1.0	6	0	24
	こんにゃく	30	0	0	0	0	0	0.1	0	0	10	13	2	0.7	1	0	2
	生椎茸・茹	17	0.4	0.02	0.03	0.5	0.4	0.1	0	0	43	1	11	0.8	1	0	3
	舞茸・茹	16	0.5	0.02	0.03	0.5	0.7	0.1	0	0	26	1	14	0.6	1	0	3
黄群	精白米・めし	150	3.8	0.03	0.02	0.3	0	0.2	0	0	44	5	51	0.5	56	0	252
	里芋・水煮	60	0.9	0.04	0.01	0.5	0	0.2	0	3	336	8	28	1.4	8	0	35
	しそ油	3	0	0	0	0	0	0	0	0	0	0	0	0	0	3	28
	大豆油	2	0	0	0	0	0	0	0	0	0	0	0	0	0	2	18
	赤群 合計	155	23.6	0.30	0.33	3.8	1.9	3.4	113	1	377	325	409	1.7	3	12	226
	青群 合計	263	3.8	0.10	0.15	1.8	1.1	1.4	397	52	544	112	92	7.5	17	1	72
	黄群 合計	215	4.7	0.07	0.03	0.8	0	0.4	0	3	380	13	79	1.9	64	6	333
	総 合 計	633	32.1	0.47	0.51	6.3	2.9	5.1	510	55	1300	450	580	11.2	84	19	631

冬

MENU メニュー

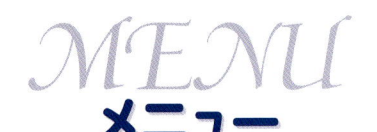

㊺

※調理前の重量です

	赤 群 魚・豆・肉・卵・乳	青 群 野菜・果物・海藻・茸	黄 群 穀類・芋・アルコール・油
生揚げの煮物	生揚げ 50g 鶏むね肉 20g 大豆(茹) 5g	人参 15g ごぼう 10g ひじき(乾) 3g 干し椎茸(乾) 3g	出汁 適量 醤油 4g みりん 2g 砂糖 少々
味噌汁	煮干し 2g	大根 30g 白菜 30g	じゃが芋 40g 味噌 8g
野菜サラダ	ゆで卵 30g しらす干し 2g ボンレスハム 20g ホールコーン 15g	ほうれん草 50g たまねぎ 15g	お好みのドレッシング などで しそ油 3g
ヨーグルト和え	ヨーグルト 100g	りんご 80g いちご 30g	
ごはん			ごはん 110g

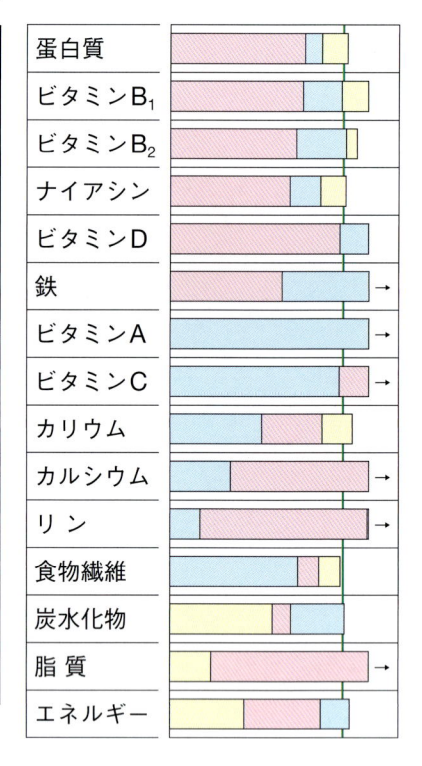

栄養素: 蛋白質、ビタミンB_1、ビタミンB_2、ナイアシン、ビタミンD、鉄、ビタミンA、ビタミンC、カリウム、カルシウム、リン、食物繊維、炭水化物、脂質、エネルギー

【作り方】

生揚げの煮物
1. 人参、ごぼうは乱切りにする。干し椎茸は戻して石づきを取って4等分に切る。ひじきは戻す。
2. 生揚げ、鶏肉は一口大に切る。
3. 出汁でごぼう、人参を煮て、次に鶏肉、椎茸、生揚げ、ひじきを加え煮ていき、やわらかくなったら調味し、大豆を加える。

野菜サラダ
1. ほうれん草は色よく茹で3〜4センチ長さに切りそろえる。
2. たまねぎはうすくスライスし、水にさらす。ハムは6等分位に切る。ゆで卵は輪切りにする。
3. 器に野菜、しらす干し、ハム、コーン、卵を彩りよく盛り付け、しそ油を回しかけ、好みのドレッシングなどでいただく。

> 豆類を多く使用する場合はω6が多くなってしまうので、必須脂肪酸の比率をよくするため、ω3の多く含むしそ油を少量使用するとよいでしょう。

冬

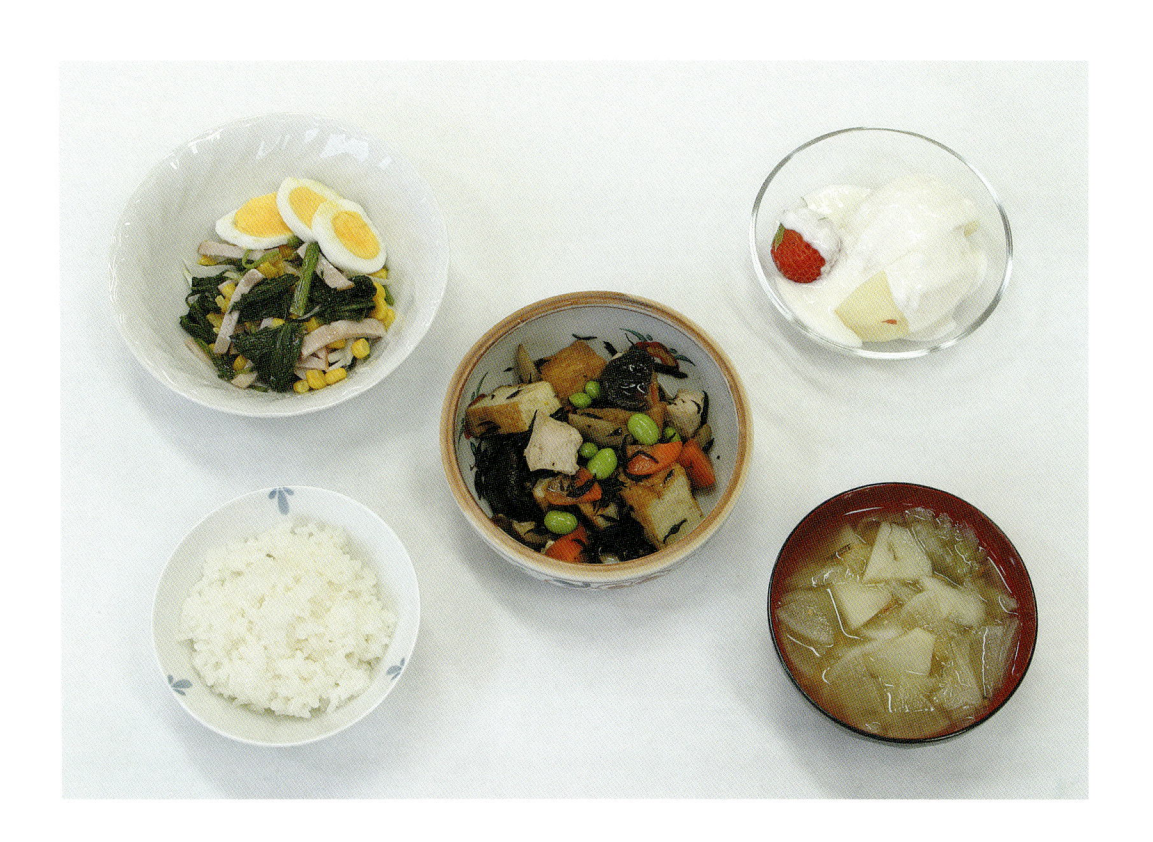

1食の目安値	使用量(g)	蛋白質(g)	ビタミンB₁(mg)	ビタミンB₂(mg)	ナイアシン(mg)	ビタミンD(μg)	鉄(mg)	ビタミンA(μg)	ビタミンC(mg)	カリウム(mg)	カルシウム(mg)	リン(mg)	食物繊維(g)	炭水化物(g)	脂質(g)	エネルギー(kcal)
	−	30.0	0.40	0.50	6.0	2.0	4.0	210	40	1300	300	400	10.0	84	16	600

群	食品	使用量	蛋白質	B₁	B₂	ナイアシン	D	鉄	A	C	K	Ca	P	繊維	炭水化物	脂質	エネルギー
赤群	煮干し（いりこ）	2	1.3	0	0	0.3	0.4	0.4	0	0	24	44	30	0	0	0	7
	しらす干し・微乾燥	2	0.5	0	0	0.1	0.9	0	3	0	4	4	9	0	0	0	2
	生揚げ（厚揚げ）・油抜き**	50	5.4	0.04	0.02	0.1	0	1.3	0	0	60	120	75	0.4	0	5	65
	コーン・ホール状缶詰	15	0.3	0	0.01	0.1	0	0.1	1	0	20	0	6	0.5	3	0	12
	大豆・茹	5	0.8	0.01	0	0	0	0.1	0	0	29	4	10	0.4	0	0	9
	ボンレスハム	20	3.7	0.18	0.06	1.3	0.1	0.1	0	10	52	2	68	0	0	1	24
	若鶏むね・皮付	20	3.9	0.01	0.02	2.1	0	0.1	6	0	60	1	34	0	0	2	38
	鶏卵・茹	30	3.9	0.02	0.12	0	0.5	0.5	42	0	36	16	54	0	0	3	46
	ヨーグルト・無糖	100	3.6	0.04	0.14	0.1	0	0	33	1	170	120	100	0	5	3	62
青群	ほうれん草・茹	35	0.9	0.02	0.04	0.1	0	0.3	158	7	172	24	15	1.3	1	0	9
	人参・茹	13	0.1	0	0.01	0.1	0	0	94	0	31	4	3	0.4	1	0	5
	大根	30	0.1	0.01	0	0.1	0	0.1	0	3	69	7	5	0.4	1	0	5
	白菜	30	0.2	0.01	0.01	0.2	0	0.1	2	6	66	13	10	0.4	1	0	4
	たまねぎ	15	0.2	0	0	0	0	0	0	1	23	3	5	0.2	1	0	6
	ごぼう・茹	9	0.1	0	0	0	0	0.1	0	0	19	4	4	0.5	1	0	5
	りんご	80	0.2	0.02	0.01	0.1	0	0	2	3	88	2	8	1.2	12	0	43
	いちご	30	0.3	0.01	0.01	0.1	0	0.1	0	19	51	5	9	0.4	3	0	10
	ひじき・戻*7倍	21	0.3	0.01	0.03	0.1	0	1.6	8	0	132	42	3	1.3	2	0	4
	干し椎茸・茹	17	0.5	0.01	0.04	0.3	0.3	0.1	0	0	37	1	7	1.3	3	0	7
黄群	精白米・めし	110	2.8	0.02	0.01	0.2	0	0.1	0	0	32	3	37	0.3	41	0	185
	じゃが芋	40	0.6	0.04	0.01	0.5	0	0.2	0	14	164	1	16	0.5	7	0	30
	淡色辛みそ	8	1.0	0	0.01	0.1	0	0.3	0	0	30	8	14	0.4	2	0	15
	しそ油	3	0	0	0	0	0	0	0	0	0	0	0	0	0	3	28
	赤群 合計	244	23.4	0.31	0.36	4.1	2.0	2.6	85	12	454	310	386	1.2	9	14	265
	青群 合計	280	2.9	0.09	0.14	1.1	0.3	2.4	263	39	687	105	70	7.4	26	0	99
	黄群 合計	161	4.4	0.06	0.03	0.9	0	0.6	0	14	226	13	67	1.2	50	4	258
	総 合 計	685	30.7	0.46	0.54	6.1	2.3	5.5	348	65	1368	428	523	9.8	85	19	622

油の正しい選び方

　健康のためには、油脂（脂肪酸）を選んで使用することが大事です。体内で合成できず食物から摂取する必要のある脂肪酸のことを必須脂肪酸といいます。リノール酸（ω6ともいう）は成長や生殖生理（出産など）を保つ上で必須であり、α-リノレン酸（ω3）は脳・網膜・心臓の機能を保つ上で必須です。

　リノール酸は、通常の食環境で欠乏することはありません。肉・卵・豆類・穀類などから摂取できるからです。リノール酸は体内でアラキドン酸となり、さまざまな生理活性物質（ホルモン様物質、主にエイコサノイド）を生産しますが、過剰になり過ぎると、その亢進（たかぶり進むこと）が多くの病気（がん、動脈硬化性疾患、アレルギー過敏症、他に炎症性疾患、うつ病など）を招きます。

　α-リノレン酸は魚やしそ油（えごま油）に豊富に含まれ、代謝されるとエイコサペンタエン酸（EPA）となり、生理活性物質を作ったり、血栓融解物質として血液をサラサラにします。血管内皮細胞の遊走能を高めて、血管内の修復にも寄与します。さらに代謝されてドコサヘキサエン酸（DHA）になると、脳・網膜・心臓などの機能を保つことに貢献しています。昔から"魚は頭を良くする食品"といわれてきたのは、正しいのです。ちなみにω6とは異なり、ω3は必要量以上の摂取による障害は認められていません。

　どちらも必要量は総エネルギーの1%以下と少量ですが、代謝の多くの段階で競合的であるため、量だけではなくω6／ω3の値が健康上で重要になります。日本人の現状はω6の過剰摂取かつω3の摂取不足です。ω6／ω3の値は2以下、できれば1以下が望まれます。

　次ページに、お勧めの油脂と食品に含まれるω6系・ω3系、ω6／ω3、EPA、DHA値の特色を紹介します。

　本書に掲載された45の献立の脂肪酸の分析結果は、献立の脂肪酸一覧表としてまとめておきましたのでご参考になさってください。ω6／ω3の比率は2以内に整えられていますので、安心してご活用ください。なお、ω6が3gを超えている食事では、連続して召し上がることを控えましょう。そして、前後にはω6の少ない食事を心がけますとω6の過剰摂取は避けられます。

　食品群間での食品の脂肪酸含有量には大きな違い、特色がありますので、代表的な食品については、参考資料として表にまとめておきました。

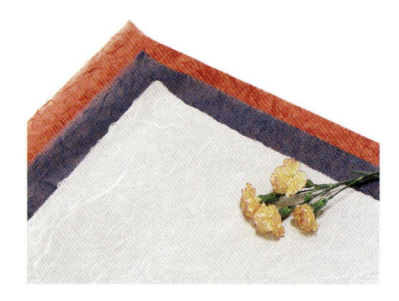

推奨油脂

(10gあたり)

		エネルギー (kcal)	脂質 (g)	ω6系 (g)	ω3系 (g)	ω6／ω3
1位	しそ油	92	10	1.33	5.99	0.22
2位	バター	75	8	0.19	0.03	6.45
3位	牛脂	94	10	0.34	0.02	20.24
4位	ラード	94	10	0.94	0.05	20.33
5位	大豆油	92	10	4.97	0.61	8.14

食品に含まれるω6系・ω3系、ω6／ω3、EPA、DHA値の特色

(100gあたり)

	食品名	蛋白質	脂質	ω6系 多価不飽和 (g)	ω3系 多価不飽和 (g)	ω6／ω3	ω3系 EPA (mg)	ω3系 DHA (mg)
魚介	あじ	20.7	3.5	0.10	0.81	0.12	230	440
	いわし	19.8	13.9	0.42	3.16	0.13	1,200	1,300
	かつお（春獲り）	25.8	0.5	0.02	0.12	0.17	24	88
	かつお（秋獲り）	25.0	6.2	0.24	1.57	0.15	400	970
	さけ	22.3	4.1	0.08	0.81	0.1	210	400
	さば	20.7	12.1	0.31	1.53	0.2	500	700
	さんま	18.5	24.6	0.53	3.95	0.13	890	1,700
	いか	18.1	1.2	0.02	0.27	0.07	64	200
大豆製品	大豆（ゆで）	16.0	9	4.09	0.85	4.81	0	0
	木綿豆腐	6.6	4.2	1.84	0.27	6.81	0	0
	油揚げ	18.6	33.1	15.23	2.2	6.92	0	0
肉	牛肉もも・脂付	19.5	13.3	0.54	0.02	27	0	0
	豚肉もも・脂付	20.5	10.2	1.18	0.06	19.67	1	3
	鶏肉もも・皮付	17.3	19.1	2.66	0.12	22.17	0	6
卵	鶏卵	12.3	10.3	1.49	0.17	8.76	0	120
乳	牛乳	3.3	3.8	0.10	0.02	5	1	0
野菜	ほうれん草（ゆで）	2.6	0.5	0.04	0.15	0.27	0	0
果物	りんご	0.2	0.1	0.02	0	—	0	0
主食	ごはん	2.5	0.3	0.1	0	—	0	0
	食パン	9.3	4.4	0.97	0.07	13.86	0	0
他	マヨネーズ	2.8	72.3	17.93	5.06	3.54	0	0

【推奨図書】

・「油の正しい選び方・摂り方」奥山治美ほか・著　(社)農山漁村文化協会　ISBN978-4-540-07245-1
・「本当は危ない植物油──その毒性と環境ホルモン作用」奥山治美著　角川書店　ISBN978-4-04-110467-5

脂肪酸の分析値表

　必須脂肪酸のω6系多価不飽和脂肪酸（ω6系と略す）とω3系多価不飽和脂肪酸（ω3系）、さらにω3系の代謝産物のEPA（エイコサペンタエン酸）とDHA（ドコサヘキサエン酸）について、パーフェクトメニュー45献立の脂肪酸分析結果をまとめて掲載いたします。

　ω6/ω3は2以内できれば1以下に整えることが大切です。その際、しそ油は極めて有用です。

　ω6/ω3は2以内に整えられていますので、安心してご活用ください。

メニュー	しそ油(g)		ω6系(g)	ω3系(g)	ω6/ω3	ω3系 EPA(mg)	ω3系 DHA(mg)
1	2	赤群	3.26	1.52		269	672
		黄群	0.42	1.20		0	0
		合計	3.76	2.79	1.3	271	672
2	3	赤群	2.47	1.24		237	566
		黄群	0.55	1.80		0	0
		合計	3.09	3.07	1.0	239	566
3	3	赤群	1.72	0.31		19	77
		黄群	0.56	1.80		0	0
		合計	2.35	2.15	1.1	20	77
4	3	赤群	2.06	0.39		15	48
		黄群	0.55	1.80		0	0
		合計	2.64	2.21	1.2	15	48
5	3	赤群	2.87	0.82		102	197
		黄群	0.80	1.84		0	0
		合計	3.76	2.74	1.4	110	197
6	—	赤群	2.81	2.17		104	247
		黄群	0.16	0.00		0	0
		合計	3.04	2.21	1.4	105	247
7	3	赤群	2.34	2.27		211	471
		黄群	0.62	1.82	0.3	0	0
		合計	3.02	4.13	0.7	211	471
8	3	赤群	1.44	0.78		174	394
		黄群	0.54	1.80		0	0
		合計	2.05	2.61	0.8	176	394
9	2	赤群	1.59	0.59		175	214
		黄群	0.42	1.20		0	0
		合計	2.06	1.83	1.1	175	214
10	3	赤群	2.88	0.48		17	65
		黄群	0.59	1.80		0	0
		合計	3.62	2.31	1.6	17	65
11	3	赤群	3.79	0.64		17	35
		黄群	0.56	1.80		0	0
		合計	4.40	2.47	1.8	17	35
12	3	赤群	2.34	0.59		66	237
		黄群	0.55	1.80		0	0
		合計	2.99	2.43	1.2	68	237
13	3	赤群	3.87	0.60		5	12
		黄群	0.53	1.80		0	0
		合計	4.52	2.43	1.9	5	12
14	4	赤群	1.82	0.38		33	85
		黄群	1.07	2.45		0	0
		合計	2.93	2.87	1.0	33	85
15	—	赤群	0.80	2.49		551	1040
		黄群	0.38	0.05		0	0
		合計	1.21	2.57	0.5	551	1040
16	2	赤群	2.19	2.69		722	791
		黄群	1.40	1.32		0	0
		合計	3.65	4.05	0.9	722	791
17	3	赤群	2.32	1.95		601	651
		黄群	0.54	1.80		0	0
		合計	3.91	3.88	1.0	602	651
18	3	赤群	2.65	1.19		253	427
		黄群	0.54	1.81		0	0
		合計	3.25	3.03	1.1	253	427
19	3	赤群	0.90	0.18		18	114
		黄群	1.20	1.84		0	0
		合計	2.19	2.08	1.1	30	114
20	3	赤群	2.67	0.42		18	33
		黄群	0.77	1.84		0	0
		合計	3.50	2.32	1.5	18	33

メニュー	しそ油(g)		ω6系 (g)	ω3系 (g)	ω6/ω3	ω3系 EPA (mg)	ω3系 DHA (mg)
21	3	赤群	0.95	0.16		18	98
		黄群	0.78	1.82		0	0
		合計	1.82	2.06	0.9	29	98
22	4	赤群	2.17	0.48		46	168
		黄群	0.67	2.40		0	0
		合計	3.31	4.79	0.7	48	168
23	2	赤群	2.47	1.96		613	667
		黄群	2.12	1.43		0	0
		合計	4.71	3.41	1.4	618	667
24	—	赤群	1.51	1.80		617	697
		黄群	0.46	0.06		0	0
		合計	1.99	1.90	1.0	618	697
25	2	赤群	1.53	1.78		608	697
		黄群	1.52	1.26		0	0
		合計	3.34	3.16	1.1	609	697
26	—	赤群	1.22	1.56		508	640
		黄群	0.16	0.01		0	0
		合計	1.41	1.58	0.9	508	640
27	2	赤群	2.54	0.88		205	314
		黄群	0.61	1.25		0	0
		合計	3.23	2.19	1.5	205	314
28	—	赤群	1.56	1.18		322	503
		黄群	0.30	0.03		0	0
		合計	1.90	1.25	1.5	324	503
29	—	赤群	2.70	2.43		351	531
		黄群	0.37	0.05		0	0
		合計	3.12	2.53	1.2	353	531
30	4	赤群	2.19	1.80		332	739
		黄群	0.66	2.40		0	0
		合計	2.92	4.28	0.7	334	739
31	3	赤群	1.59	0.87		330	248
		黄群	0.77	1.84		0	0
		合計	2.39	2.76	0.9	332	248
32	3	赤群	1.58	0.26		13	79
		黄群	0.56	1.80		0	0
		合計	2.16	2.13	1.0	13	79
33	3	赤群	2.26	0.45		35	144
		黄群	0.55	1.80		0	0
		合計	2.82	2.27	1.2	35	144

メニュー	しそ油(g)		ω6系 (g)	ω3系 (g)	ω6/ω3	ω3系 EPA (mg)	ω3系 DHA (mg)
34	3	赤群	0.72	0.17		34	81
		黄群	1.34	1.80		0	0
		合計	2.17	1.99	1.1	34	81
35	3	赤群	2.54	0.77		112	214
		黄群	0.79	1.85		0	0
		合計	3.37	2.67	1.3	114	214
36	2	赤群	3.00	0.82		105	236
		黄群	0.42	1.20		0	0
		合計	3.45	2.07	1.7	107	236
37	2	赤群	1.54	0.55		102	219
		黄群	1.96	1.39		0	0
		合計	3.52	1.97	1.8	102	219
38	—	赤群	1.93	4.30		1321	1861
		黄群	0.80	0.05		0	0
		合計	2.75	4.40	0.6	1323	1861
39	2	赤群	1.13	1.90		462	739
		黄群	0.65	1.25		0	0
		合計	1.81	3.18	0.6	463	739
40	3	赤群	3.57	0.58		18	80
		黄群	0.76	1.85		0	0
		合計	4.43	2.47	1.8	18	80
41	3	赤群	2.52	0.61		78	200
		黄群	0.83	1.86		0	0
		合計	3.41	2.53	1.3	78	200
42	3	赤群	1.38	0.71		154	238
		黄群	0.55	1.80		0	0
		合計	1.98	2.57	0.8	154	238
43	3	赤群	2.40	0.56		62	152
		黄群	1.54	1.92		0	0
		合計	4.02	2.51	1.6	62	152
44	3	赤群	3.48	0.65		56	174
		黄群	1.56	1.92		0	0
		合計	5.13	2.65	1.9	56	174
45	3	赤群	3.28	0.46		11	52
		黄群	0.76	1.85		0	0
		合計	4.12	2.38	1.7	12	52

健康を支える栄養学（概論）

1. 病気は無知からもたらされる

いかなる病気も基本的には、環境の不適合の結果として現れるものと考える。病気からの回復には、健康上の阻害因子を環境（外部環境・内部環境）の中に見出し除去することが大切である。体調が悪いときには、従来の生活形態にとどまる限り、回復はありえないと覚悟すること。

2. 健康体であるための4つの基本　　『正しい食生活』

① 心を定める　　　　　　　　　いつまで何をして生きてゆきたいのか、心に絵図面を描く。
② 睡眠時間8時間（成人）　　　遅くとも22時までに休み、6時までに起床。（理想は21時～5時）
　（早寝早起きが基本）　　　　※60代9時間、10才年齢が増すごとに＋1時間とする。
　　　　　　　　　　　　　　　※睡眠不足は毛細血管の血流を悪くし細胞への酸素や栄養の供給を低下させます。特に毛細血管のネットワークの無い脳と消化器には大きなダメージが及ぶので注意しましょう。
③ 栄養素の整った食事を毎食均等に食べる　『イーチ・ミール・パーフェクト』
　　　　　　　　　　　　　　　重要な栄養素の順位
　　　　　　　　　　　　　　　　1. 蛋白質　　2. カリウム　　3. ビタミンＣ　　4. 鉄
　　　　　　　　　　　　　　　　5. ナイアシン、ビタミンＤ
　　　　　　　　　　　　　　　　6. ビタミンB$_1$・B$_2$・A、カルシウム、リン、食物繊維
　　　　　　　　　　　　　　　　7. 炭水化物、脂質、エネルギー
　　　　　　　　　　　　　　　※自然の恵み（季節の食材をとり入れる）に感謝の心で、よく噛んで、ゆっくり（15分以上～40分未満で）と食べること。
　　　　　　　　　　　　　　　※理想の食事時刻：朝食7時まで・昼食12時頃・夕食18時頃
④ 適度に身体を動かす　　　　　こまめに身体をつかうこと。

3. 健康体の4つのサイン　　　　『快食・快眠・快便・心の輝き』

健康の山と病気の山とは、すそ野でつながっていると考えるとよい。
健康の山の頂上のサインは、「快食・快眠・快便・心の輝き」の4つである。
　　快食とは　　：　朝食から"おいしい"と思ってしっかり食べられること。
　　快眠とは　　：　寝つきもよく、目覚めもよいこと。
　　快便とは　　：　朝食の前にお通じのついていること。
　　心の輝きとは：　暗いと不平を言う前に、進んで灯りをつけられること。を意味する。
健康の山の頂上にいると、いつも穏やかな心が宿り、明るく振る舞えるので笑顔も多く、
根気や集中力もよく、判断力も冴える。山を下るにつれて不定愁訴が出現し、その数を増す。
日々チェックして、望ましい状態を保つ努力が欠かせない。

4. 身体と栄養　　"人体のしくみを知り、必要な栄養素を摂りましょう"

① 人体の構成成分と構成元素

　　構成成分 … 水66%　蛋白質16%　脂質12%　無機質4%　糖質・核酸・その他2%

　　構成元素 … 酸素65%　炭素18%　水素10%　窒素3%　カルシウム1.5%　リン1%
　　　　　　　　イオウ0.25%　カリウム0.2%　ナトリウム0.15%　マグネシウム0.05%
　　　　　　　　鉄0.006%　亜鉛0.003%　銅0.0002%　… 等々は微量元素として存在する。
　　　　　※酸素と炭素と水素の3つの元素で93％を占めます。これは植物も魚も鳥も牛も地球上のすべての生物が同じです。

　細胞外液は海水の約1/3の薄さで、ナトリウム・クロールが多く、**細胞内液は蛋白質（窒素を含む）・リン酸化合物・カリウムが主体です**。これは植物の3大栄養素（窒素・リン・カリウム）と同じです。

② **身体の入れ替わる速度**（アミノ酸の入れ替わる速度）

	入れ替わりの速い成分	遅い成分
脳	1ヵ月で約40%	約1年
胃の粘膜	3日	
腸の微絨毛	1日	
肝臓	1ヵ月で約96%	約1年
腎臓	1ヵ月で約90%	約1年
筋肉	1ヵ月で約60%	約200日
皮膚	1ヵ月	
毛髪	1ヶ月で約13mm	
血液	赤血球は骨髄で1秒間に約300万個を生成。血液は100～120日ですべて入れ替わる。	
骨	幼児期では1年半、成長期2年未満、成人2年半、70歳以上は約3年で入れ替わる。	

③ **身体を支える栄養素**

分類	食品	供給される栄養素	栄養素の働き
赤群	魚介類 豆類、肉類 卵、乳製品	蛋白質 ビタミン類（ビタミンB_1・B_2・D、ナイアシン） 無機質（カリウム、リン、鉄、カルシウム）	身体の成長や組織細胞の補充原料となるもの
青群	緑黄色野菜 淡色野菜、茸 果物、海藻類	ビタミン類（ビタミンA・C、葉酸など） 無機質（カリウム、カルシウム、鉄、マグネシウム、ヨードなど） 食物繊維	身体の機能を順調に維持するもの
黄群	穀類、芋類 酒類、砂糖 油脂類	炭水化物（糖質、食物繊維）、脂質 芋類（カリウム）	体温ならびに活動のエネルギー源となるもの

※各群の栄養成分含有量の特色からみると、細胞の栄養環境を整えるためには、主役は赤群と青群であり、黄群は副次的存在と考えればよい

　本書のメニューで、食品の一部を変更したい時には、食品100gあたりの栄養成分値が掲載されている"食品成分カレンダー"が役立ちます。
　また、各栄養素の生理的役割や欠乏症状を知るには"食品成分マップ"が有用です。
　購入を希望されるかたは、書店・煥乎堂（かんこどう/**Tel: 027-235-8111**）まで直接お問い合わせください。

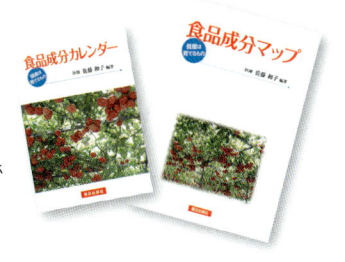

佐藤 和子先生プロフィール

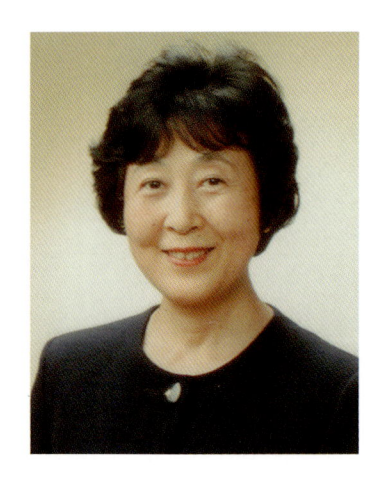

佐藤 和子（さとう かずこ）

群馬県桐生市生まれ。医師。
昭和42年（1967）、福島県立医科大学卒業。
神戸大学医学部麻酔学教室、国立小児病院（現・国立成育医療研究センター）、京都大学医学部医化学教室、兵庫県立尼崎病院心臓センター、国立循環器病センター（現・国立循環器病研究センター）に勤務。
昭和62年に大塚製薬株式会社の研究所顧問となり、翌年に同社健康推進本部長となる。
平成23年（2011）、特定非営利活動法人ヘルスプロモーションセンターを設立、理事長となる。
『グラムの本』『1食品10料理』（煥乎堂）など著書、ビデオ多数。

特定非営利活動法人ヘルスプロモーションセンター
〒370-0849 群馬県高崎市八島町70-29 幸和ビル2階
TEL: 027-329-5678／FAX: 027-329-5679
E-mail: info@healthpromotioncenter.or.jp
URL: http://healthpromotioncenter.or.jp/

予防医学の入門編
「グラム」で栄養素を整えたメニュー

定価（本体2,200円＋税）

検印省略

©2015年4月10日　初版発行

著　者　佐藤　和子
発行者　原　雅久
発行所　朝日出版社
　　　　〒101-0065　東京都千代田区西神田3－3－5
　　　　電話（03）3263-3321（代表）

乱丁、落丁本はお取り替えいたします
ISBN978-4-255-00828-8 C3077　*Printed in Japan*